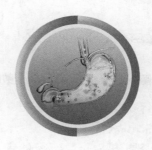

白兴华 著

针灸诊治

胃食管反流病

人民卫生出版社

·北京·

图书在版编目（CIP）数据

针灸诊治胃食管反流病 / 白兴华著 . —北京：人民卫生出版社，2023.11
ISBN 978-7-117-35609-1

Ⅰ.①针… Ⅱ.①白… Ⅲ.①胃疾病—针灸疗法 Ⅳ.①R246.173

中国国家版本馆CIP数据核字(2023)第219506号

人卫智网	www.ipmph.com	医学教育、学术、考试、健康，购书智慧智能综合服务平台
人卫官网	www.pmph.com	人卫官方资讯发布平台

针灸诊治胃食管反流病
Zhenjiu Zhenzhi Weishiguan Fanliubing

著　　者：白兴华
出版发行：人民卫生出版社（中继线 010-59780011）
地　　址：北京市朝阳区潘家园南里 19 号
邮　　编：100021
E - mail：pmph @ pmph.com
购书热线：010-59787592　010-59787584　010-65264830
印　　刷：三河市潮河印业有限公司
经　　销：新华书店
开　　本：710×1000　1/16　印张：12.5
字　　数：192 千字
版　　次：2023 年 11 月第 1 版
印　　次：2023 年 12 月第 1 次印刷
标准书号：ISBN 978-7-117-35609-1
定　　价：59.00 元

打击盗版举报电话：**010-59787491**　E-mail：**WQ @ pmph.com**
质量问题联系电话：**010-59787234**　E-mail：**zhiliang @ pmph.com**
数字融合服务电话：**4001118166**　E-mail：**zengzhi @ pmph.com**

前　言

胃食管反流病（gastroesophageal reflux disease，GERD）是指胃内容物沿着食管逆行向上导致的一系列损害。胃食管反流病发病率高，是消化系统最常见疾病之一，且临床表现非常复杂，包括烧心和反酸等典型反流症状，嗳气、胃脘胀满或疼痛、胸骨后疼痛等不典型反流症状，还有咽喉、气管、肺、心脑血管、口腔、耳、目、鼻等食管外的症状。长时间反流可能导致食管腺癌以及严重的消化道外疾病，如慢性顽固性咳嗽、哮喘、阻塞性睡眠呼吸障碍综合征、肺气肿、肺纤维化、声带息肉、喉癌、鼻咽癌、听力损伤等。

医学发展到今天，胃食管反流病领域仍然面临着"两难"困境，即诊断难和治疗难。迄今为止，还没有一种检查或监测手段可以作为诊断胃食管反流病的"金标准"。有典型症状的胃食管反流病比较容易确诊。但是，对于不典型症状特别是以食管外症状为主要表现的患者，被误诊的情况十分普遍，有些患者甚至被误诊长达几十年。

胃食管反流病的治疗是另一个难题。胃食管反流病本质上是一种胃肠动力障碍性疾病，从理论上讲，改善胃肠动力的药物应该是首选，也是根本解决之道，但到目前为止，已有的促胃肠动力药物治疗反流并无明显效果。除少数可以手术治疗外，以奥美拉唑为代表的质子泵抑制剂（proton pump inhibitors，PPIs）抑酸治疗是临床一线疗法。但由此导致的诸多问题不可忽视，特别是那些 PPIs 治疗无效的，往往被冠以"难治"之名；部分患者因无任何治疗措施可用而被称为"治疗空白"。长期误诊且得不到有效治疗，不仅给患者带来了巨大的痛苦，导致其生活质量严重下降，还造成了医疗资源的浪费。

笔者从 2008 年开始接触第一例胃食管反流病患者，从此专注于该病的理论研究和实践探索，2012 年与中国人民解放军火箭军总医院胃食管反流病专科合作，在北京广济中医医院创建针灸诊治胃食管反流性哮喘专科门诊，2019 年在江苏省常熟市中医院建立全国首家中医（针灸）诊治胃食管反流病专科门诊，接诊了大量胃食管反流病患者。这些患者很多都服用过中西药物，也有一些患者属于手术后反流的。十余年来，笔者带领研究生团队对胃食管反流病的古代文献、发病机制、症状表现、诊断和治疗方法进行研究，特别是对针灸治疗胃食管反流病典型反流症状以及食管外症状进行专门研究，共指导 20 多名研究生完成胃食管反流病相关硕士学位论文，在专业杂志发表 60 余篇胃食管反流病文章，提出了"微反流"（slight reflux）的发病机制说和"见酸不治酸"的治疗新理念。针对现行中医胃食管反流病诊疗共识提出了建设性意见，参与撰写"中国胃食管反流病多学科诊疗共识"中医部分。2020 年主持世界针灸学会联合会项目"针灸临床实践指南：胃食管反流病"，这也是世界上首部针灸治疗胃食管反流的临床指南。

通过这些年的临床实践和理论思考，笔者体会到，中西医结合诊治胃食管反流病是一个很好的范例，既可以汇通中西医之所长，又守正创新。

一方面，通过现代医学对人体结构和胃食管反流病发病机制方面的认识，可以重新诠释中医部分经典理论。胃食管反流病是一种古老的疾病，中医古籍中相关内容十分丰富，在诊疗方面积累了宝贵经验。但由于胃食管反流病的临床表现复杂，并且一些症状具有特殊性，如果不结合现代医学理论，仅仅依凭传统中医理念，很容易误辨误治。其原因与我们耳熟能详的经典理论有关。如反酸的病位和寒热性质之辨，依据五脏五味理论，易将反酸病位归于肝；依据《素问·至真要大论》的"诸呕吐酸，暴注下迫，皆属于热"，易将反酸定性为热。在现有中医诊治胃食管反流病的"指南"和"共识"中，一般都将肝胃郁热作为胃食管反流病的第一个证型。而且，胃食管反流临床试验研究也多以肝胃郁热证型为主，然而临证所见，多数反酸都是因为脾胃气虚、脾胃虚寒或痰湿阻滞，而肝胃郁热者相对较少。再以反流导致的五窍病症为例，胃与口、鼻、耳、眼在结构上直接相通，胃食管反流物能直接作用于这些器官，引起多种五官疾病，如果单凭五脏五窍理论，容易误辨这些病症的病位。而从胃食管反流角度解读胃与五窍的关系，不仅是对中医五脏五窍理论的有益补充，也可进一步诠释"九窍不和，都属胃病"（叶天士语）的理念，为从中医学角度诊治胃食管反流导致的五官疾病提供理论支持。

另一方面，中医可为胃食管反流病的"两难"提供解决方案。在诊断方面，可以发挥穴位压痛辅助诊断作用和整体辨证的优势。我们在临床中发现，胃食管反流病患者在督脉上背段的压痛分布具有一定的规律性，通过对这些部位的按压探查，可以对疑似胃食管反流的病例进行初步筛查，特别是那些无典型反流症状和以食管外症状为主的患者。临床中还发现，有些患者症状高度疑似胃食管反流病，相关检查或者监测结果却不符合现有诊断标准，但从中医对整体的症状和体征分析，仍然可以诊断为胃食管反流病，主要病机为胃气上逆。这是一种介于正常与符合现有胃食管反流病诊断标准之间的微反流状态，需要结合中医理论，是中医特色所在。在治疗方面，要坚持中医治病求本的理念，不能见酸治酸。由于食管及胃肠动力的调整十分复杂，迄今为止，尚未找到一种理想的可调整胃肠道动力的药物或其他手段，所以不得不采用抑酸治疗策略，而抑酸药物仅能降低反流物中的酸度，对反流本身没有作用，是治标。这种治疗手段与发病机制相悖，是临床医生面临的治疗困境，也是胃食管反流病难于治疗的关键所在。针灸对人体具有整体、综合、双向调节作用，并且安全无不良反应，在调整胃肠道动力方面具有显著优势。通过针灸调节胃肠动力，使胃内容物自然下行，不治酸而酸自止，所谓的"难治"就将变为"易治"，正如《黄帝内经》所说："疾虽久，犹可毕也。言不可治者，未得其术也！"

本书共 6 章。第一章从现代医学角度介绍胃食管反流病的发病机制、临床表现、诊断方法、反流分类、常见食管外症状的鉴别诊断和主要干预措施。第二章介绍中医有关胃食管反流病的病名、古代医籍中与反流有关记述、病机分析、病位与病性的辨证、微胃食管反流的辨证、基本证型和治疗策略。第三章主要介绍按压背部穴位诊察脏腑疾病的历史和机制、按压督脉背段诊断胃食管反流病的方法、胃食管反流病患者督脉背段压痛规律。第四章主要溯源针灸治疗胃腑病症，介绍针灸治疗胃食管反流病的基本处方、适应证、操作方法和选穴依据等，食管外症状的配穴和针刺方法，针灸治疗胃食管反流病典型症状、不典型症状和食管外症状的验案分析，针灸治疗胃食管反流病的特色。第五章介绍治疗胃食管反流病的刮痧、拔罐、放血、耳穴压丸等外治方法。第六章介绍具有中医特色的胃食管反流病预防和调理方法。

　　本书是笔者十多年来研究胃食管反流病的一个总结，也是笔者所带研究生团队共同努力的结果。张陪、李昕、潘炜炳、唐秋双帮助整理了部分资料，周娟帮助编写了第四、五章中的大部分内容。李丽安绘制了精美的插图。以针灸为主诊治胃食管反流病的专著在国内外尚无同类出版物，是首次尝试。在编写过程中，笔者力求做到中医与西医结合，理论与实践结合，辨病与辨证结合，专穴与专病结合，治疗和预防结合。穴位按压辅助诊断胃食管反流病的方法无创安全，可操作性强，除了针灸医生外，全科医生以及消化科、耳鼻喉科、呼吸科、心血管科等专科医生经过培训也可以掌握，适合临床普及推广。

　　本书稿能够顺利完成并整理出版，感谢北京广济中医医院王志华院长和江苏省常熟市中医院唐键院长对针灸诊治胃食管反流工作的鼎力支持，感谢中国中医科学院针灸经络研究所郭盛楠女士在编写初期对编写内容和体例所做的工作，感谢人民卫生出版社对本书出版的大力支持。最后，诚挚感谢信任我们的胃食管反流病患者，正是从他们身上学习和加深了对胃食管反流病复杂性和特殊性的认识，也深刻体会到针灸诊治胃食管反流病的价值。

　　书中疏漏之处，敬请同仁与读者斧正，不胜感激！

白兴华

2022 年 8 月于北京龙湖好望山

目 录

基 础 篇

针灸篇

基础篇

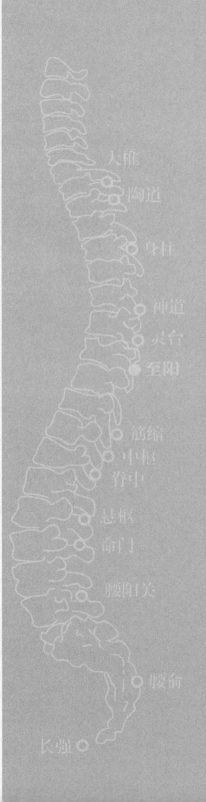

大椎
陶道
身柱
神道
灵台
至阳
筋缩
中枢
脊中
悬枢
命门
腰阳关

腰俞

长强

第一章
现代医学诊治述要

　　胃食管反流病是胃或十二指肠内容物反流导致的一系列慢性症状和食管黏膜损害，以反酸、胃灼热（烧心）等为主要临床表现，是最常见的消化系统疾病之一。本章将从现代医学角度介绍胃食管反流病的发病机制、临床表现、诊断方法、治疗原则和干预措施等。

2

第一节　发病机制

　　正常情况下，吃进胃里的食物就不能再被随意吐出来，而是沿着消化道一直向下走，营养被吸收，糟粕则被排出体外。但在某些情况下，胃内容物会沿着食管反向而行，即反流（reflux）。反流既是胃食管反流病的主要症状，也是对该病发病机制的概括。胃食管反流病不仅是一种疾病，而且是多种疾病导致胃或十二指肠内容物反流至食管，再上至咽喉、口腔，引起食管症状和/或相邻组织并发症的共同表现。

　　保证胃内容物能顺利沿着胃下行，是多个部位相互协同作用的结果。消化道运动调节十分复杂，包括肠神经系统（enteric nervous system，ENS）、中枢神经系统（central nervous system，CNS）和激素等，并且在各个系统之内以及不同系统之间存在着复杂的反射调节以协调运动，是多因素、多层次的，由多种神经递质、脑肠肽和胃肠激素共同参与。进食时食团能顺利进入胃里并且不再向上逆行，需要咽肌、膈肌、食管上括约肌（upper esophageal sphincter，UES）、食管下括约肌（lower esophageal sphincter，LES）的相互作用，以及食管体的协调蠕动。进入胃内的食物沿着食管向上逆行,与许多因素有关,最主要的是食管和胃,此外还有食管周围的组织、胸腹腔脏器等。当这些因素发生异常改变时,就可能出现胃内容物的逆向流动。

一、食管

(一)食管的结构

食管是消化道中最狭窄的部分,为一前后扁平的肌性器官。食管上端在第 6 颈椎体下缘平面与咽相续,沿脊柱椎体下行,穿过膈肌的食管裂孔,下端约平第 11 胸椎体高度与胃的贲门相连接,全长约 25cm。依食管的行程可将其分为颈部、胸部和腹部三段。颈段长约 5cm,自起始端至平对胸骨颈静脉切迹平面,前面借助疏松结缔组织附于气管后壁上。胸段最长,为 18～20cm,位于胸骨颈静脉切迹平面至膈的食管裂孔之间。腹段最短,仅 1～2cm,自食管裂孔至胃的贲门,其前方邻近肝左叶(图 1)。食管有 3 处狭窄,第一处狭窄是起始部位,相当于第 6 颈椎体下缘水平;第二处狭窄为食管在左主支气管后方与其交叉处,相当于第 4、5 胸椎体之间水平;第三处狭窄为食管过膈的食管裂孔处,相当于第 10 胸椎水平。这些狭窄部位是食管异物易滞留和食管癌的好发部位。食管壁主要由内层环节肌层和外层纵行肌层组成。食管本身没有任何消化作用,其主要功能是将食物从咽喉传递到胃中。当食物进入咽喉时会触动吞咽的反射动作,该反射动作主要是通过食管肌肉的蠕动以将食物推入胃中。

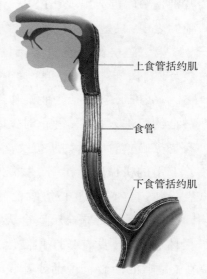

上食管括约肌

食管

下食管括约肌

图1 食管的解剖

(二)食管的三个抗反流屏障

食管的结构简单,但其功能却十分复杂且精妙。胃及十二指肠内容物向上逆行,需要突破一道道抗反流屏障。

第一道屏障是食管下括约肌。在食管下端和胃连接处并不存在明显的括约肌，但在这一区域有一宽 1～3cm 的高压区。正常人静息时的压力为 10～30mmHg（1mmHg=0.133kPa），比胃内压高 5～10mmHg，成为阻止胃内容物逆流入食管的一道屏障，起到生理性括约肌的作用。当食物进入食管后，刺激食管壁上的机械感受器，可反射性地引起下括约肌舒张，允许食物进入胃内。食团进入胃后，食管下括约肌收缩，恢复其静息时的张力，可防止胃内容物反流入食管。现在主流观点认为，一过性食管下括约肌松弛（transit LES relaxation，tLESR）是导致反流的最主要原因。tLESR 是指非吞咽情况下食管下括约肌自发松弛，食管下括约肌压力突然降低到或接近胃内压的水平，其松弛时间明显长于吞咽时食管下括约肌松弛的时间，并且缺乏食管体部的蠕动收缩。有研究发现，胃食管反流病 75.0% 的反流事件是由食管下括约肌松弛引起的。食管下括约肌是主要抗反流屏障，但食管下括约肌并不是一个单向的阀门，还必须能够使得胃内多余的气体或食物得以释放出来，因此在健康人中特别是餐后也会出现 tLESR。饱餐后的嗳气就是食管下括约肌一过性松弛的表现，只是出现的频次比病理性的 tLESR 少，持续的时间也短。

第二道屏障是食管上括约肌。食管上括约肌在咽与食管连接处，由环咽肌、下咽缩肌和食管上端环状纤维共同组成，产生一个高压带（5～16kPa），起到括约肌的作用。食管上括约肌在吞咽时开放，食团通过括约肌进入食管；静止时关闭，以防止空气经口腔进入食管。当胃内容物突破食管下括约肌抗反流防线，到达食管上括约肌部位时，刺激食管壁上的机械感受器，产生类似吞咽时的信号，引起食管上括约肌反射性松弛，胃内容物得以继续上行。

第三道屏障是会厌。会厌为会厌软骨被覆黏膜形成，位于舌根和舌根体后上方，具有弹性和韧性，形似树叶，上宽下窄。会厌受喉神经支配，是喉的活瓣。说话或呼吸时，会厌向上，使喉腔开放；吞咽东西时，会厌则向下盖住喉头（气管的顶部），喉头又同时产生向上的反射性运动，从而有效地封闭气管的入口。会厌的主要作用是阻止吞咽时食物进入气管，但当反流物自下向上流动时，会厌则起到阻挡反流物进入口腔的作用，类似一个逆向阀门。当反流物突破会厌抗反流屏障后，首先会影响到咽喉局部，表现为一系列的临床症候群，被称为咽喉反流性疾病（laryngopharyngeal reflux disease，LPRD）。与此同时，反流物还会有两个出路。一个进入气管，由于会厌的阻挡，当反流物自下而上刺激会厌时，会抬高会厌，因此更容易进入气管，然后继续下行至支气管和肺脏，并且吸气时的抽吸作用使得胃内容物更容易进入肺脏，这也是反流引起呼吸系统并发症更常见的主要原因。另一个继续向上到达口腔，可对口腔本身造成损伤。其又有三个出路，一个通过咽鼓管进入内耳中耳，一个经鼻咽到鼻腔并在鼻腔进入鼻窦，另一个经鼻泪管到达眼部（图2）。

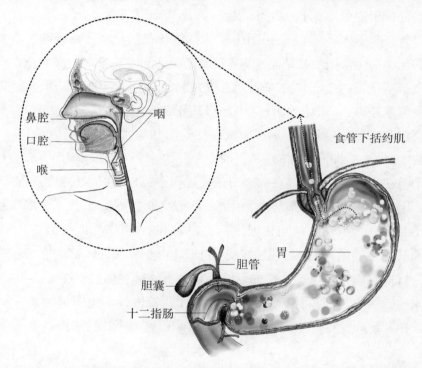

图2 胃内容物逆行示意图：包括向气管、口腔流动以及经口腔向鼻腔、耳、眼流动

（三）食管蠕动的抗反流作用

除食管下括约肌、食管上括约肌和会厌阻止反流的发生外，食管自身的蠕动也发挥着重要的抗反流作用。食管蠕动清除反流物有两种方式：一是容积清除，当胃内容物反流到食管的量比较多时，食管受到反流物的刺激后反射性地蠕动，可以排空大部分反流物；另一种是酸清除，当食管腔内残留极少量反流物时，碱性的唾液会中和食管内的酸，使食管的酸碱值（pH）恢复正常水平。当食管蠕动功能发生改变，如食管原发蠕动波减弱、中断，或收缩波持续时间缩短、蠕动传导速度减慢，或者唾

液分泌异常导致食管酸廓清能力下降,都会导致食管因为长时间酸暴露而损伤。而反流性食管炎(reflux esophagitis, RE)可使食管蠕动减慢,减弱食管下段括约肌的功能,使反流物在食管内停留时间延长,加重反流,形成恶性循环。

二、胃

胃位于膈肌下,分为贲门、胃底、胃体和幽门四部分。胃通过贲门上连食管,通过幽门下通小肠(图3)。胃的消化包括化学和物理两个方面。胃的化学消化作用主要是通过胃腺分泌胃液。胃液中含有盐酸和蛋白酶,可初步消化蛋白质。胃物理消化的动力来自胃壁平滑肌的蠕动。胃壁的平滑肌层较厚,一般由内斜行、中环行和外纵行三层平滑肌构成。环行肌在贲门和幽门部增厚,分别形成贲门括约肌和幽门括约肌。食物进入胃后约5分钟,胃即开始蠕动,从胃的中部开始,有节律地向幽门方向进行。蠕动波在初起时比较小,在向幽门传播过程中,波的深度和速度都逐步增加,当接近幽门时增加最显著,可将一部分食糜(1~2ml)排入十二指肠。并不是每一个蠕动波都到达幽门,有些蠕动波到胃窦后即行消失。一旦收缩波超越胃内容物,并到达胃窦终末时,由于胃窦终末部的有力收缩,部分胃内容物将被反向地推回近侧胃窦和胃体部。通过胃壁平滑肌的蠕动,一方面使食物与胃液充分混合,以利于胃液发挥消化作用。另一方面可搅拌和粉碎食物,并推动胃内容物通过幽门进入十二指肠。

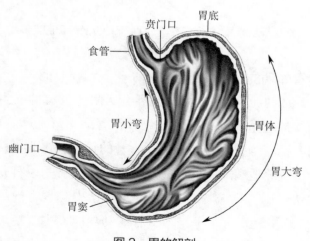

图3　胃的解剖

进餐后胃蠕动时，贲门、胃底、胃体和幽门必须协调配合才能既保证幽门部有足够的压力，使得胃内容物顺利通过幽门进入十二指肠，同时又能防止因蠕动导致贲门部压力过高而诱发食管下括约肌松弛，从而避免胃内容物突破食管下括约肌向上沿着食管逆行。如果胃蠕动的动力不足或者无效蠕动，不能使胃内容物顺利进入十二指肠，而食物在胃内停留时间过长会导致胃扩张。胃扩张刺激近端胃，特别是胃底贲门处的牵张感受器就会激发食管下括约肌松弛。临床上，约半数胃食管反流病患者有胃排空延迟，胃内压力增高，进而诱发食管下括约肌松弛，最终出现反流现象。因此，尽管 tLESR 被认为是反流发生的主要机制，但其发生不仅仅是食管下括约肌本身的问题，还和胃内压力和腹压有关，如正常人餐后或胃排空延迟的情况，都会导致 tLESRs 增加。

三、食管裂孔及周围结构

食管穿过膈肌进入腹腔的地方称为食管裂孔，由右侧的膈肌脚纤维构成。纤维环绕食管形成一个套，将食管和胃拴在脊柱上，膈肌脚收缩就会牵动纤维套，像一个弹簧夹。这个弹簧夹与呼吸运动同步有节律地收缩，起到外括约肌的作用，辅助食管下括约肌的高压带，防止胃内容物反流。由于腹腔内压力大于胸腔，当食管裂孔松弛或增宽时，弹簧夹的作用减弱，腹腔内脏器（主要是胃）可能就会通过膈食管裂孔被"吸入"胸腔，形成食管裂孔疝。各种原因引起的腹压长期增高是导致食管裂孔疝的最常见诱因，如妊娠、肥胖、便秘、腹水、腹腔内巨大肿瘤、剧烈的咳嗽、呕吐、频繁的呃逆等。此外，先天性食管胃发育异常、后天性食管病变和膈肌结构改变，也可能是诱发食管裂孔疝的原因。

食管裂孔疝分为四型。第一为滑动型，最多见，但很多可能不产生症状，一旦产生症状，多以胃食管反流为主。第二为食管旁疝，第三为混合型。这两种类型比较少见，但可引发严重的并发症，故具有重要临床意义。第四型是除胃以外的其他腹腔脏器从食管裂孔处进入胸腔。当食管裂孔疝发生时，LES 的外在约束力减少甚至消失，使 LES 压力明显下降，食管与胃轴之间的夹角"食管胃角"（即 His 角）由正常的锐角变为钝角，腹段食管缩短，这些变化都将破坏食管下段的抗反流屏障，导致反流发生（图 4）。人们最初认识胃食管反流病就是从食管裂孔疝导致反流性食管炎开始的。在 20 世纪 50 年代，反流性食管炎和食管裂孔疝几乎是同义词，但后来发现没有食管裂孔疝的人也会有反流，而有食管裂孔疝的患者不一定有反流症状。

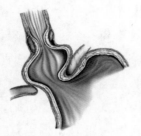

A. 滑动型食管裂孔疝（Ⅰ型）

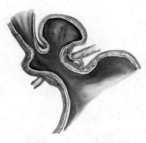

C. 混合型食管裂孔疝（Ⅲ型）

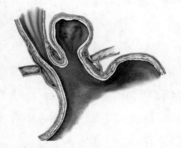

B. 食管旁型食管裂孔疝（Ⅱ型）

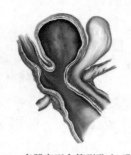

D. 多器官型食管裂孔疝（Ⅳ型）

图 4　食管裂孔疝类型

四、胸腹腔因素

胃内容物是否会沿着食管逆行，主要取决于食管下括约肌与胃之间的压力梯度，当两者之间的压力为正性时，就不会向上逆行；而当这种压力梯度发生逆转时，就可能发生向上流动。而胃内压力增大，既有胃自身的原因，如上述胃动力不足导致的排空延迟，也有来自腹腔或者胸腔的因素，肥胖、妊娠都会导致腹压增大，挤压胃，导致反流；当吸入性呼吸困难时，膈肌向下牵拉，对食管下部的辅助挤压力量减小，同时也会增加腹腔压力，导致胸腔负压增大。这些都是导致反流的因素。

五、其他因素

在胃食管反流病患者中，同一家族中有多位反流患者也是比较常见的现象。曾经有一位患者的家族病史可以追溯到5代人，这里面既有相同生活方式的问题，比如同样的饮食或者起居习惯，也可能是基因遗传的问题。一些全身性疾病，如多发性硬化症、糖尿病等，也会影响食管及胃肠道的动力。食管下括约肌张力下降是硬皮病食管的症状之一，糖尿病能导致胃轻瘫。此外，胃肠手术，如食管癌、贲门癌等手术，会影响消化道解剖结构，使抗反流屏障减弱或者缺失，出现反流。临床上，胃食管反流往往还伴有胆汁反流，发生的原因与胃的幽门和十二指肠动力异常有关。当幽门口松弛，十二指肠收缩肠内压力增大时，就可能导致胆汁和胰腺液体反流到胃内，刺激胃壁形成胆汁反流性胃炎，如果同时有胃食管反流，则可随着胃内容物继续向上逆行至口腔。

必须强调的是，胃食管反流病是根据胃及十二指肠内容物沿着食管向上逆行这一病理现象而命名的。它不是一种独立的疾病，而是多种疾病的共同表现，既有消化道自身的问题，也有全身性的疾病。反流的发生，也往往是多种因素共同作用的结果，包括食管、食管裂孔及相邻组织、胃、十二指肠、胸腹腔其他脏器，以及全身性疾病。

第二节　临床表现

胃食管反流病的临床表现复杂多样，除与食管和胃有关外，还涉及呼吸、口腔、五官、心血管等方面。总体上来讲，可以将胃食管反流病的症状分为三个方面，即典型症状、不典型症状和食管外症状。

一、典型症状

胃食管反流病的典型症状为反酸和烧心。

（一）反酸

反酸是胃食管反流病最典型也是最具特征性的表现，当胃内容物逆流进入食管、咽喉或口腔，患者会自觉有酸水上溢或口吐酸水，甚至从鼻孔喷出。与呕吐不同的是，反酸是在没有恶心、干呕及腹部收缩的情况下出现的含有上溢的酸性胃内容物。有些胃食管反流病患者用力、弯腰、嗳气或腹部加压时，也可出现此症状。如果反流物以食物为主，则称为反食，一般发生在餐后，是在无用力状态下出现的胃内容物上溢至口腔的症状，类似动物的反刍。还有的患者伴有胆汁反流，反流物味苦，呈现黄绿色，或者口苦，特别是夜间或晨起时口苦。

临床上，需要纠正一个与反酸有关的误区。胃食管反流病曾被归属于酸相关性疾病，反酸被理解为胃酸过多，事实并非如此，虽然反酸与胃酸有关，但绝不等同于胃酸过多。胃酸是消化液中的重要组成成分，能增加胃蛋白酶的活性，帮助人体消化食物，还可促进胰液、胆汁及肠液的分泌，有助于小肠对铁、钙等物质的吸收；还能杀死食物里的细菌，确保胃和肠道的安全。胃持续分泌胃酸，且呈昼夜变化，入睡后几小时达高峰，清晨醒来之前最低。

胃酸是把双刃剑，如果分泌不足就会影响营养物质的消化和吸收，还会出现细菌在胃内过度繁殖；如果分泌过多则会损害胃肠道黏膜，导致胃或十二指肠溃疡。临床上，真正胃酸分泌过多的情况很少见，比如佐林格-利森综合征（Zollinger-Ellison syndrome，ZES），又叫胃泌素瘤、促胃液素瘤，能分泌大量促胃液素，促胃液素可刺激壁细胞增生，产生大量胃酸，使上消化道经常处于高酸环境，导致胃、十二指肠球部及不典型部位发生多发性溃疡。

与胃酸分泌过多相比，胃酸分泌不足更常见。许多疾病、药物以及负性情绪等都可能抑制胃酸分泌。随着年龄的增长，人体胃酸的制造能力也会下降。多数胃食管反流病患者的胃酸正常甚至不足，只是胃酸到了不该去的地方，是酸错位。反酸的发生与胃酸分泌的多少并无必然关系，胃酸分泌多不一定会有反酸，胃酸分泌正常甚至不足却可能会出现反酸。如胃酸分泌过高的十二指肠球部溃疡、复合性溃疡患者不一定出现反酸，而萎缩性胃炎由于胃体壁细胞的大量减少，胃酸分泌明显减少，仍有些患者可出现反酸。因此，反酸绝不意味着胃酸分泌过多，只是表明胃酸出现在了不该出现的部位，比如食管、咽喉、气管、肺、口腔、鼻腔、鼻窦、咽鼓管、鼓室等，这些地方不像胃那样有防止胃酸侵蚀的黏膜保护，很容易受到伤害。

（二）烧心

烧心是胃食管反流病的另一个特征性表现，是由反流物刺激食管等部位黏膜所致，其部位因受刺激的位置不同而异。从字面上看，烧心似乎是心脏异常感觉，实际上该症状与"心"无关。烧心是英文 heartburn 的直译，不同医学文献中还将其意译为"胃灼热""胸骨后烧灼感"或"烧灼痛"。胃食管反流所导致的烧灼感或烧灼痛，常见于剑突下、胸骨后，也有表现在咽喉、口腔、鼻腔、脐周、左下腹、小腹、上背、腰骶，甚至有人会有周身烧灼感。

烧心的程度也不一定与反酸程度成正比。尽管从发生机制上看，烧心是胃内容物刺激食管等部位出现的症状，但临床所见，有的患者反酸很严重，烧灼感却轻微甚至没有烧灼症状；而一些以烧心为主诉的患者，也可能仅仅有轻微的反酸，甚至缺乏反酸表现。一般认为，烧灼感的程度与食管的敏感性有关，食管敏感性高的患者，即使轻微反酸也可引起严重的烧心；而食管敏感性低的患者，反酸所导致的烧灼感可能不明显甚至缺失。

二、不典型症状

胃食管反流病的不典型症状涉及胃和食管两方面的表现。胃的症状可表现为上腹部不适或胀满疼痛、嗳气、餐后腹胀、恶心、呕吐，基本都是胃动力不足的表现。食管的症状有吞咽疼痛、吞咽困难、胸痛或胸骨后异物感等。吞咽疼痛发生于吞咽过程中，特别是进热食、酸性或辛辣食物，或干硬食物，是食团刺激受损食管黏膜的结果。吞咽困难也是反流导致食管炎症或溃疡，食管受到食物刺激后痉挛、狭窄的结果。此外，有些患者还可能因为食管损伤而出现上消化道出血，表现为呕血、黑便。

在食管的症状中，胸痛比较常见，也比较特殊。反流导致的胸痛一般呈间歇性，疼痛隐隐甚至剧烈刺痛，部位以胸骨后或剑突下为主，有些可放射至后背、肩部、四肢、咽喉部、牙和耳后，酷似心绞痛发作。早在 20 世纪 30～50 年代，西方学者就观察到有些类似心绞痛或心肌梗死发作的胸痛患者，经心脏检查无异常或者仅有轻度冠状动脉供血不足，检查结果与实际症状的严重程度不相符，实际是由食管裂孔疝、食管痉挛等导致的。胃食管反流导致胸痛的原因：一方面，反流物刺激食管黏膜导致食管局部疼痛，这种疼痛往往表现在胸骨后或剑突下；另一方面，内脏感觉传出神经没有单独的路径，而是与支配内脏的交感神经与副交

11

感神经相伴,支配食管的交感神经源自 $T_4 \sim T_6$ 节段,支配心脏的交感神经源自 $T_1 \sim T_5$ 节段,二者有重合的部分,存在食管-心脏反射。实验表明,向食管灌注酸性溶液,会导致冠状动脉供血不足。这也可能是有些患者在患有胃食管反流病的同时,会有轻度冠状动脉供血不足的症状,因此当食管受到反流物刺激的时候,会出现左胸甚至向左上肢放射的情况。

这些不典型的反流症状,可能与典型反流症状并见,也可能单独出现,或者与食管外症状同时出现,具体诊断往往需要结合现代医学检查手段才能确诊。

三、食管外症状

由于食管在咽喉部与气管相通,上端与口腔和鼻腔相连,口腔又经由咽鼓管连接内耳,鼻腔通过鼻泪管连接眼,因此胃内容物沿着食管逆行,不但会损伤食管,还会影响到相邻和相通的器官,导致诸多食管外症状。同时,食管、胃和心脏有着共同的神经支配,所以还会影响到心脑血管,并通过内脏神经影响到脊背。食管外症状主要包括咽喉、气管、肺、口腔、五官、脊背、睡眠等方面的表现。以食管外症状为主的胃食管反流病,往往缺乏典型反流表现,甚至也没有不典型的反流表现,被称为"静息性反流"(silent reflux)。

(一)咽喉

食管上端连接咽喉,当胃内容物沿着食管逆行到咽喉时,会损伤咽喉黏膜。咽喉是胃内容物向上逆行的要冲,因此临床上咽喉反流很常见。酸性胃内容物反流到咽喉,刺激损伤咽喉黏膜,导致咽干、咽痒、咽痛、咽部黏腻不爽、咽部异物感、频繁清嗓、声音嘶哑、打鼾,以及呼吸或吞咽困难。咽喉长期受反流物刺激还会出现腺样体肥大、声带白斑或息肉,甚至喉癌、鼻咽癌。

(二)气管及肺

胃内容物经食管反流至咽喉,由于咽喉部的特殊结构,吞咽食物时压迫会厌软骨自动关闭气管,食物进入食管,而当胃内容物自胃部上行时,会厌软骨会起到类似逆向阀门的作用,因此反流物更容易进入气管,同时吸气时肺内负压也会使反流物更容易被吸入气管甚至肺内,这也是胃食管反流病的食管外症状以呼吸系统疾病多见的原因。反流物损伤气管或肺脏表现为慢性咳嗽、哮喘、夜间憋醒,气管和肺长期受到反流物的刺激则会导致睡眠呼吸暂停综合征、支气管扩张、肺部感染、肺气肿、肺结节、间质性肺炎、肺纤维化等。

(三) 口腔

胃内容物自咽喉进入口腔,会对口腔软组织造成伤害,常见口干、口水多、口中异味或黏腻不爽、口臭、口腔溃疡,以及口腔或舌体感觉异常,如烧灼感、疼痛、麻木等。反流物中的酸性物质还会损伤牙周软组织,导致牙龈出血、牙龈萎缩、咀嚼无力等。长期反流还会损伤牙釉质,首先会出现颜色上的改变,从正常牙釉质的颜色变成白雾色,进而发展成褐色,牙质地由硬变软,龋病发生率升高。损伤到牙本质中层或者深层后,牙会出现冷热刺激痛、咬合痛,平常吸冷气也会出现牙的刺激性疼痛,以及牙稀疏、容易折断及脱落。

(四) 鼻、耳、眼

鼻在鼻咽部和口腔相通,口腔和耳之间有咽鼓管,眼和耳朵之间有鼻泪管,它们之间都是相通的。胃内容物自咽喉向上,也会影响到这些部位。有的患者夜间睡眠状态下反流物会从鼻腔喷射而出,多数反流则比较平缓。反流物长期刺激鼻黏膜导致慢性鼻炎,多表现为晨起鼻塞重、打喷嚏、流鼻涕,或者鼻涕倒流,嗅觉减退或消失,或者鼻息肉,还可表现为鼻窦炎和鼻源性头痛。反流物进入咽鼓管的情况也很常见,会导致耳部堵塞憋闷感。如果反流物进入耳鼓室,会导致耳鸣、耳痒、听力下降、反复中耳炎发作、鼓膜塌陷等;在外耳道则表现为分泌物增多、耳垢、瘙痒、湿疹等。同样地,反流物通过鼻泪管可刺激眼,会出现眼干涩、眼胀、眼痒、视物不清、目赤疼痛、眼分泌物增多、鼻泪管炎等。

(五) 心脏

食管与心脏的交感神经支配有部分节段重合,胃内容物刺激食管会反射性地引发心血管系统功能的紊乱,导致心脏传导功能障碍,出现心动过速、心动过缓、期前收缩、心房颤动等心律失常表现;还可能引发冠状动脉痉挛,导致心肌缺血,出现心前区不适或隐痛,少数呈针刺样或压榨样疼痛,持续时间短者几秒或几分钟,长者数小时,严重的还可能发生心肌梗死。这种胃食管反流与心脏疾病同时存在的情况属于胃心综合征的一种。该综合征也被称为 Roemheld 综合征，由 Roemheld 于 1912 年首先报道，主要是指由胃部疾病（如胃及十二指肠球部溃疡、慢性胃炎、胃扩张、胃黏膜脱垂以及溃疡病胃后壁穿孔，也包括食管或幽门狭窄、反流性食管炎）引起的一系列消化系统症状与心前区疼痛并存的综合征。

（六）脊背

从解剖上看，主管内脏和躯体感觉神经的初级中枢都位于脊髓，内脏感觉传入神经与交感神经相并行，躯体感觉通过脊神经后支（混合性神经）分布于背、腰、骶部的深肌层和皮肤，呈节段分布。当内脏器官病变时，内脏病变的传入神经冲动可扩散或影响到邻近的躯体感觉神经元，会在体表相关区域产生疼痛或感觉过敏，这种现象被称为牵涉痛。

与胃食管反流病有关的躯体牵涉痛通常有以下几种情况。①食管受到反流物的刺激时，会出现肩背部牵涉痛。一个是在和食管相关的躯体感觉部位。早在 1948 年，国外学者 Allison 就发现在反流导致的食管溃疡患者中，会出现后背两肩胛骨之间疼痛。另一个是在和膈肌相关的躯体感觉部位。②食管通过膈肌中央的膈食管裂孔进入胸腔，这部分膈肌受来自 $C_3 \sim C_5$ 颈神经的膈神经支配。这部分膈肌受到伤害性刺激时会在肩部出现放射痛。所以当与膈肌接触的部分受到刺激时，疼痛就会向肩部放射，疼痛通常出现在肩的上部或者后部，即肩胛骨上角和肩胛骨冈上窝的位置，或者延伸至斜方肌。如果病变食管未影响到膈肌时，疼痛就会向肩胛骨或者两肩胛骨中间放射。③食管受到刺激也会在与心脏相关的躯体神经节段出现牵涉痛。这是因为心脏受 $T_1 \sim T_5$ 神经节段支配，与食管的神经支配有部分重合。当反流物刺激食管时，这些内脏传入冲动进入脊髓后，可经联络神经元与反射弧的传出神经元联系，而产生食管 - 心脏反射。实验表明，向食管灌注酸性溶液，会导致冠状动脉供血不足。临床可见部分胃食管反流病患者出现左胸甚至向左上肢放射的情况，也可见胃食管反流病与缺血性心脏病共存的情况。④由于多数胃食管反流病的根源在胃，因此这些胃食管反流病患者也会在后背与胃在体表相关的神经节段区域出现牵涉痛，表现为两肩胛骨之间的疼痛。同时由于胃与膈肌中央部分接触，胃受到伤害性刺激时，疼痛也会向肩部放射，但与食管牵涉痛不同的是，这种牵涉痛更常见于右肩部，疼痛位于肩胛骨上角、冈上窝以及上斜方肌部位（图5）。

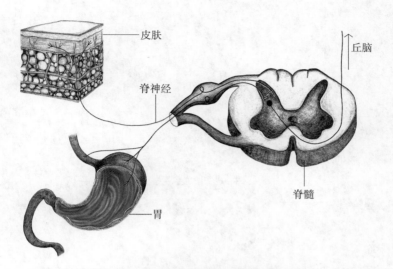

皮肤

丘脑

脊神经

脊髓

胃

图5　胃食管反流病背部牵涉痛机制示意图

除脊背疼痛外，有些胃食管反流病患者还会感觉到背部寒凉、发热、忽凉忽热或者胀闷不适，这些都是食管或胃受到伤害性刺激时通过内脏感觉传入纤维在相关躯体节段的反应。此外，由于内脏感觉具有模糊的特点，有些胃食管反流患者也会在脊背部表现为懊恼、不可名状。

（七）睡眠障碍

卧位反流是胃食管反流的主要形式，在重力作用下平卧后胃内容物更容易向上逆行，刺激食管导致睡眠障碍。胃食管反流导致的睡眠障碍既有一般睡眠障碍的特点，如入睡难、睡眠浅、多梦、夜间觉醒、早醒等，也有其自身的特殊性，如频繁变换体位、夜间规律性觉醒，以及伴有打鼾等。

（八）其他

胃食管反流病还可能表现为血压升高或降低，全身瘫软、无力，头晕，记忆力减退，四肢疼痛、麻木，发热或发凉，体重下降，晕厥等（图6）。

眵多；目赤；眼睛干涩、眼胀、眼痛；视物不清

鼻塞、流涕；频打喷嚏；鼻后滴漏；鼻息肉；嗅觉失灵；鼻窦炎；鼻咽癌

口酸、口苦、口臭；口干、口中黏腻；口腔溃疡；口舌灼热；舌痛；牙龈萎缩；龋齿、牙痛、牙蚀症

头痛、头晕、头重；失眠、多梦；健忘；焦虑、抑郁

耳内分泌物增多；耳痒；耳鸣、听力下降；耳道堵塞感

咽异物感；咽痒、咽干、咽痛、咽烧灼感；吞咽痛；频繁清嗓；声音嘶哑；声带息肉、声带肉芽肿、声带白斑；喉痉挛；喉癌

胸骨后疼痛或烧灼感；反酸、反食；吞咽困难；呕血

胸闷、憋气；心前区疼痛；心悸；房颤、心律失常；胸背痛；血压升高或降低

剑突下疼痛、烧灼感或胀满

咳嗽、咳痰；哮喘；肺结节；肺炎；支气管扩张、肺气肿、间质性肺炎、肺纤维化；打鼾；睡眠呼吸暂停综合征

反酸；嗳气；恶心呕吐；胃痛、胃胀；胃脘嘈杂、胃脘烧灼感；胃脘痞闷；腹痛、腹胀；食少

胁肋胀痛、呕吐苦水

16

脐周痛；小腹胀痛、小腹烧灼感；肠鸣；腹泻、便秘

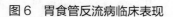

图 6　胃食管反流病临床表现

第三节　诊断方法

　　迄今为止，胃食管反流病的诊断还没有"金标准"，有些胃食管反流病患者可以单纯依靠症状进行诊断，有些则必须依赖理化检查手段，还有些依靠现有技术仍无法明确诊断。目前临床上常用的诊断方法如下：胃食管反流病症状积分诊断量表；质子泵抑制剂试验性治疗；物理检查，如消化道造影、胃镜、高分辨率食管测压；化学检查，如食管内多通道阻抗联合 pH 监测（MII-pH 监测）、胆红素测定、唾液胃蛋白酶检测等。这些方法各有适用范围，临床上可以根据具体情况单独或者结合应用。

一、胃食管反流病症状积分诊断量表

有些胃食管反流病完全可以根据症状进行诊断。目前临床应用的反流症状诊断量表主要有两个，一个是反流性疾病诊断问卷（reflux diagnostic questionnaire，RDQ），另一个是胃食管反流病问卷（gastroesophageal reflux disease questionnaire，GerdQ），适合有典型反流症状的患者以及临床初步筛查或者胃食管反流病流行病学调查。

RDQ 又称耐信量表，是以症状积分为主的病史调查。该量表需要患者回忆过去 4 周烧心、胸骨后疼痛、反酸、反食 4 种症状的发生频率和严重程度。症状频率计分标准：无症状计为 0 分，症状出现频率少于 1 天 / 周计为 1 分，症状出现频率为 1 天 / 周计为 2 分，症状出现频率为 2～3 天 / 周计为 3 分，症状出现频率为 4～5 天 / 周计为 4 分，症状出现频率为 6～7 天 / 周计为 5 分，频率计分的最高得分为 20 分（表 1）。症状程度计分标准：没有症状计为 0 分；症状程度不明显，需在医生提醒下发现计为 1 分，症状程度介于 1 分和 3 分之间计为 2 分；症状程度明显并且影响日常的生活，需偶尔服药计为 3 分；症状程度介于 3 和 5 分之间计 4 分；症状非常明显并且影响正常生活，需要长期服药治疗计为 5 分，程度最高得分为 20 分（表 2）。4 个症状频率计分与程度计分总和即为患者 RDQ 计分，大于等于 12 分可诊断为胃食管反流病。

表1　反流性疾病诊断问卷（RDQ）（频次）/分

症状	从未有过	‹1天/周	1天/周	2～3天/周	4～5天/周	6～7天/周
烧心	0	1	2	3	4	5
胸骨后疼痛	0	1	2	3	4	5
反酸	0	1	2	3	4	5
反食	0	1	2	3	4	5

表2　反流性疾病诊断问卷（RDQ）（程度）/分

症状	没有	非常轻微	轻微	中度	较重	严重
烧心	0	1	2	3	4	5
胸骨后疼痛	0	1	2	3	4	5

症状	没有	非常轻微	轻微	中度	较重	严重
反酸	0	1	2	3	4	5
反食	0	1	2	3	4	5

　　GerdQ 是在 RDQ 基础上设计出的新的量表,对患者 1 周内的 6 个项目进行计分,包括烧心、反流、恶心、上腹痛、睡眠障碍和非处方药物(over-the-counter drug,OCT)的治疗情况,结果可用于诊断胃食管反流病,也可以评估患者的生活质量以及治疗的效果。方法是让患者对自身最近 1 周症状进行回顾:①反流发作频率,0 天为 0 分,1 天为 1 分,2~3 天为 2 分,4~7 天为 3 分;②胃灼烧发作频率,0 天为 0 分,1 天为 1 分,2~3 天为 2 分,4~7 天为 3 分;③上腹痛发生频率,0 天为 3 分,1 天为 2 分,2~3 天为 1 分,4~7 天为 0 分;④恶心发生频率,0 天为 3 分,1 天为 2 分,2~3 天为 1 分,4~7 天为 0 分;⑤睡眠障碍频率,0 天为 0 分,1 天为 1 分,2~3 天为 2 分,4~7 天为 3 分;⑥使用 OTC 药物频率,0 天为 0 分,1 天为 1 分,2~3 天为 2 分,4~7 天为 3 分。6 项总积分≥8 分提示胃食管反流病的诊断;C 组项目评分≥3 分,提示影响生活质量;A+C 组项目评分≤1 分,提示治疗有效;A+C 组项目≥2 分,提示需要调整治疗方案(表 3)。

表3　胃食管反流病问卷评分表/分

	症状	0 天	1 天	2~3 天	4~7 天
A	胃灼热	0	1	2	3
	反流	0	1	2	3
B	上腹痛	3	2	1	0
	恶心	3	2	1	0
C	睡眠障碍	0	1	2	3
	使用 OCT 药物	0	1	2	3

二、质子泵抑制剂试验性治疗

　　质子泵抑制剂(proton pump inhibitor,PPI)试验性治疗适合有典型症状，或者有疑似不典型或食管外症状，但没有胸痛，或者吞咽困难、呕血、黑便、消瘦等报警症状者。PPI 代表药物有奥美拉唑、兰索拉唑、雷贝拉唑、埃索美拉唑、泮托拉唑等。这类药物为不可逆性抑制胃壁细胞 H^+/K^+-ATP 酶的药物，可显著减少胃酸分泌，降低反流物酸度以及胃蛋白酶活性，能够缓解反酸、反流症状，促进食管黏膜愈合，是西医治疗胃食管反流病的一线药物。对于上述情况的患者，可以给予双倍剂量 PPI，服用至少 8 周，观察烧心、反酸等典型症状或者食管外主要症状的变化。如果能够有效控制症状，可以初步诊断为胃食管反流病。

PPI 试验性治疗诊断简便，特别适合害怕胃镜等侵入性检查的患者。但 PPI 治疗无效并不能排除胃食管反流病的可能性，因为有许多胃食管反流病患者服用 PPI 治疗效果不佳或者无效。

三、钡剂造影

钡剂造影是传统的上消化道检查方法，对于惧怕或不耐受胃镜检查者，可以初步筛查巨大食管裂孔疝及作为抗反流术后的复查方法。检查前患者禁食、禁水 6 小时，检查时顺序服用产气剂和硫酸钡对比剂，二者在食管和胃腔内形成双对比影像，使用 X 线透视观察食管和胃的轮廓、黏膜、管腔、运动等并摄片存档。当患者头低脚高 30° 时，还可以看到是否有滑动型食管裂孔疝。医生还可通过观察钡剂反流至食管的位置，判断患者是否有胃食管反流病。上消化道造影在胃食管反流病诊断中的敏感性和特异性较差，不宜作为诊断本病的首选检查，但其对胃食管反流病导致的反流性食管炎、食管裂孔疝（hiatal hernia，HH）、巴雷特食管（Barrett esophagus，BE）合并腺癌的诊断和评估效果较好。

四、胃镜

胃镜是评估胃食管反流病最重要的基础检查。医生借助胃镜可以直接观察到患者食管、胃和十二指肠的病理改变。2006 年《中国胃食管反流病共识意见（2006·10 三亚）》提出，基于我国是胃癌和食管癌的高发国家，且胃镜检查已广泛开展，检查成本低，因此建议对拟诊患者先行内镜检查。实际临床上,鉴于胃镜检查的依从性比较差,对于有"报警"症状的患者以及有上消化道恶性肿瘤家族史的患者,必须首先进行胃镜检查。对于有典型症状或者疑似反流但没有报警症状的患者,可以先进行 PPI 试验性治疗,如果治疗无效甚至加重,也必须进行胃镜检查。

通过胃镜能观察到食管黏膜有无损伤,并根据黏膜损伤情况判断反流性食管炎的严重程度。洛杉矶分级(LA)按照食管黏膜异常的程度,将反流性食管炎分为 A、B、C、D 四级:LA-A 为 1 个或 1 个以上黏膜破损,长径 ≤ 5mm;LA-B 为 1 个或 1 个以上黏膜破损,长径 > 5mm,但无融合性病变;LA-C 为黏膜破损有融合,但 < 75% 食管周径;LA-D 为黏膜破损有融合,至少达到 75% 的食管周径。LA-A 和 LA-B 属于轻度食管炎,LA-C 和 LA-D 属于重度食管炎。

通过胃镜还可以观察巴雷特食管、食管占位性病变或狭窄等。巴雷特食管是食管下段复层鳞状上皮被化生的单层柱状上皮所替代的一种病理现象,主要原因是长期反流导致下段食管不耐酸的鳞状上皮遭到损害,耐酸的柱状上皮再生并逐渐向上蔓延累及食管下段,可伴有或不伴有肠化生,伴有肠化生者可能演变成食管腺癌。该病理现象 1950 年首先由英国学者 Barrett 先生描述,故称巴雷特食管(Barrett 食管或 Barrett 综合征)。目前国际上达成广泛共识的巴雷特食管分类方法为布拉格 C&M 分类法。布拉格 C&M 法对于 ≥ 1cm 的巴雷特食管可靠性系数为 0.72,而 < 1cm 时则只为 0.22。所以对于 < 1cm 的巴雷特食管应谨慎诊断。如果需要确诊则应该对所怀疑的部位进行活检,并对患者做好解释工作,消除患者对癌前病变的焦虑,以免给患者造成不必要的心理负担。

通过胃镜还可以观察贲门区域的解剖学形态,发现贲门松弛、食管裂孔增大、食管裂孔疝等改变,这些改变对于胃食管反流病的诊断、选择治疗方法和判断预后都至关重要。贲门形态的细微改变,如功能或形态学松弛,乃至微小食管裂孔疝,都可能是食管裂孔疝形成的早期表现,到成为符合目前内镜标准的食管裂孔疝往往是一个渐进和连续的自然过程,即胃食管结合部与膈肌脚的分离距离 > 2cm。因此胃镜检查时对贲门形态的详细描述和评估是非常必要的。食管裂孔疝的检出无论大小对于诊断胃食管反流病都很有意义。还应该强调的是，95%的食管裂孔疝为滑动型，为可复性疝，并非每次胃镜检查都能检出，所以对贲门的观察应给予足够多的角度和时间，才有助于提高滑动型食管裂孔疝的检出率。另外，还可以结合食管测压检查和钡剂造影提高食管裂孔疝的诊出率。

需明确的是，胃食管反流病是以胃内容物沿着食管向上逆行为主要表现，不是单一的疾病，而是食管、胃及十二指肠等疾病的共同表现，胃镜检查可能为反流性食管炎、巴雷特食管、慢性胃炎、胃溃疡、十二指肠溃疡等。胃镜检查也可能是阴性的，但有反流典型症状或者经其他检查监测手段被确诊的胃食管反流病，则被称为非糜烂性胃食管反流病（non erosive gastroesophageal reflux disease，NERD）。

五、食管多通道腔内阻抗监测联合 pH 检测

食管多通道腔内阻抗监测联合 pH 检测（multichannel intraluminal impedance monitoring combined with pH-metry，MII-pH）能分析食管内反流物的状态以及酸度，适用情况：具有典型的胃食管反流症状，但内镜检查正常，拟诊为胃食管反流病的患者；患者反流症状较重，常规抑酸治疗效果不满意；表现为不典型反流或者疑似反流引起的食管外症状；PPIs治疗失败的胃食管反流病患者；药物治疗、抗反流手术治疗的疗效评估；非糜烂性反流和功能性烧心的鉴别诊断；评估早产儿、婴幼儿食管下括约肌发育情况。

食管多通道腔内阻抗监测联合 pH 检测方法：将阻抗传感器和 pH 传感器的导管插入患者食管内，连续 24 小时监测食管内的阻抗值和 pH。医生根据体外数据记录仪监测到的数据，对食管反流物的情况进行分析。食管多通道腔内阻抗监测不仅能识别食管内容物的运动方向，同时还可区分其性状为液体、气体还是液气混合物。pH 检测可以区分酸反流（pH＜4）、弱酸反流（pH 为 4～7）和碱反流（pH＞7）。食管多通道腔内阻抗监测联合 pH 检测能发挥各自优势，监测出酸反流、弱酸反流、碱反流，以及反流物的形态，即液体反流、气体反流及混合型反流。该方法是在生理条件下观察胃食管反流在昼夜、进餐、体位、睡眠等状态下的变化，特别是胃食管反流与症状发生之间的关联，并可评估抑酸治疗的疗

效,是公认的监测胃食管反流的最好工具。

六、高分辨率食管测压

高分辨率食管测压(high resolution esophageal manometry,HREM)主要用于检测食管运动功能障碍,并能判断是否有食管裂孔疝。方法:采用密集分布的压力传感器测压导管,采集到患者从咽到胃部连续的高保真高分辨率的压力数据。检查时,医生将测压管从患者鼻腔放到食管内,放置 10 分钟左右,期间需要患者进行吞咽,应用软件对数据进行图像转换,能实现对食管的收缩功能进行实时同步监测,更直观显示食管上括约肌、食管下括约肌及食管各段运动过程,还可以判断是否有食管裂孔疝。

正常情况食管下括约肌跟膈肌的压力会形成一个高压带。当存在食管裂孔疝时,食管下括约肌位置上移,跟膈肌的压力带分离,可以以此来判断是否有食管裂孔疝。小的食管裂孔疝两条高压带相距 1～2cm,大的食管裂孔疝两者相距 7～8cm。食管测压对较小的食管裂孔疝比较敏感,准确性较高。

虽然食管和胃动力异常是公认的胃食管反流病的致病因素,但本方法目前不作为胃食管反流病的诊断手段,因为抑酸是当前治疗胃食管反流病的主要策略,对食管下括约肌压力及食管蠕动障碍等动力异常的认识不具有实际指导意义。但通过食管测压可对食管下括约肌进行定位,有利于置放食管反流监测导管,而且在进行抗反流手术前可排除其他食管动力障碍性疾病,如贲门失弛缓症、硬皮病引起的严重食管动力低下等,因此本法常用于术前评估食管动力状态。

七、胃蛋白酶检测

胃壁的黏膜主细胞分泌胃蛋白酶原,经胃酸或者胃蛋白酶刺激后形成胃蛋白酶。其功能是将食物中的蛋白质分解为小的肽片段。胃蛋白酶存在于胃里,如果在食管或者更近端(如咽喉或气道)检测到胃蛋白酶,则提示存在胃食管反流病。方法:餐后 1 小时左右清嗓,从咽喉深部取一定量的唾液样本,然后检测是否有胃蛋白酶及其含量。除检测唾液中的胃蛋白酶外,近些年还对气管、肺、鼻窦、中耳、眼和呼出气冷凝液的胃蛋白酶进行检测。

研究显示,通过检测唾液胃蛋白酶诊断胃食管反流病的敏感性为78.6%,特异性为64.9%。这种检测方法可反映胃内容物反流到达的部位,简单、快捷,而且无创,是临床初步诊断或者筛查胃食管反流病的方法之一。

八、胆红素检测

胆汁是酸性内容物之外的重要致病因子,当其浓度超过生理水平并延长作用时间时能引起黏膜糜烂和溃疡。肝脏持续不断地分泌胆汁,在非消化期胆汁经肝管转入胆囊内贮存,在消化期胆汁可直接由肝脏和胆囊大量排入十二指肠,以促进脂肪的消化分解和脂溶性维生素的吸收。当幽门括约肌功能失调时,部分十二指肠内的胆汁可反流入胃内。胆盐在胃窦部刺激胃酸分泌,一方面胃酸增多,另一方面胃黏膜保护机制削弱,使两者之间的平衡明显遭到破坏,就不可避免地产生胃黏膜炎症。并且在胃食管反流病的患者中,含有胆汁的胃内容物还会继续上行,侵害食管等部位。

近些年来,十二指肠胃食管反流(duodenogastroesophageal reflux, DGER)越来越受到关注。胆红素是胆汁的重要成分,检测胆红素浓度可间接了解被探测部位十二指肠反流的严重程度,可用于已确诊胃食管反流病的患者是否存在胆汁反流,以及 PPI 治疗失败患者、经胃镜和 pH 检测等不能确诊的不典型或食管外症状为主的患者。

临床上,要根据患者具体情况采用不同的诊断方法。对于有典型症状者,可采用 RDQ 或 GerdQ 评分进行诊断。如果有典型症状但没有"报警"症状,可以采用 PPI 试验性治疗。如果有"报警"症状,则必须进行钡剂造影和胃镜等检查,明确是否有食管裂孔疝、巴雷特食管、食管炎症或溃疡,以及其他食管和胃的器质性病变。对于 PPI 治疗无效和没有典型反流表现的患者,除了钡剂造影、胃镜检查外,还可进行食管多通道腔内阻抗联合 pH 检测、高分辨率食管测压以及胃蛋白酶或胆红素检测,了解反流物的性质和反流事件与症状的关联性,并与食管其他的动力障碍性疾病(如贲门失弛缓症、弥漫性食管痉挛、胡桃夹食管)和功能性疾病(如功能性烧心、食管源性功能性胸痛)相鉴别。对于以食管外症状为主且缺乏典型症状的疑似反流病患者,除上述检查外,还需要仔细鉴别诊断。

第四节　反流分类

胃食管反流病的临床表现复杂多样,不同人的反流表现以及同一个人的不同时期的反流表现都可能有很大差异。临床上,可以根据症状表现特点和理化检查结果将胃食管反流分为不同的类型。这些不同类型反流的发生机制不同,治疗上也必须要有针对性。以下对几种类型的胃食管反流做简要介绍。

一、典型反流与不典型反流

根据胃食管反流病症状进行分类,将其分为典型反流与不典型反流。

典型反流表现为烧心和反酸,这两个症状可能同时出现,也可能单独出现,且烧心的程度不一定与反酸成正比。

不典型反流包括不典型消化道症状以及食管外症状两种情况。不典型消化道症状主要与胃和食管有关,前者可表现为上腹部不适或胀满疼痛、嗳气、餐后腹胀、恶心、呕吐;后者的症状有吞咽疼痛、胸骨后疼痛或异物感、吞咽困难等。胃食管反流的食管外症状则非常复杂,涉及呼吸、心脑血管、咽喉、口腔、五官等,并可能表现为全身不适。

二、非糜烂性胃食管反流病、反流性食管炎、巴雷特食管

根据胃镜检查结果进行分类,将胃食管反流病分为非糜烂性胃食管反流病、反流性食管炎、巴雷特食管。

非糜烂性胃食管反流病是指患者表现有典型反流症状,或者不典型反流症状,或者主要表现为食管外症状,但胃镜检查无食管黏膜破损或巴雷特食管表现。临床所见,有些人的反流症状非常典型,但并无食管黏膜的损伤,原因可能是食管黏膜的敏感性较高,并且食管的酸清除能力较强,所以即使自觉反流症状明显,也不会导致食管病变。有典型症

状的非糜烂性胃食管反流病可以根据症状诊断。没有典型症状者则需要结合食管多通道腔内阻抗联合 pH 监测、高分辨率食管测压、胃蛋白酶及胆红素检测。以食管外症状为主的患者还需要与相关联脏器的疾病进行鉴别诊断。

反流性食管炎是指内镜下表现为食管黏膜的破损,即食管糜烂和/或食管溃疡。食管炎的严重程度与反流症状并无相关性。有些人反流症状明显,但却没有食管黏膜损害或损害较轻微;而严重食管炎症的患者可能仅有轻微反流症状,或者仅有上腹不适、餐后腹胀等消化不良的表现,通常是在体检或者其他疾病的检查中才发现胃食管反流。反流性食管炎患者常伴有食管裂孔疝,约 94% 的反流性食管炎患者患有不同程度的食管裂孔疝。严重的食管炎因为食管黏膜糜烂而致出血,多为慢性少量出血,如果长期或大量出血可导致缺铁性贫血。有些食管炎愈合会形成瘢痕,导致食管狭窄、烧灼感和烧灼痛逐渐减轻,但出现永久性吞咽困难,进食固体食物时可引起堵塞感或疼痛。

巴雷特食管是指食管下端黏膜被胃柱状上皮所取代,可伴有或不伴有肠上皮化生。患者可有典型反流症状或者自我感觉症状不明显,可能与食管的敏感性降低有关。巴雷特食管可为先天性,但常继发于反流性食管炎,在胃食管反流的基础上发生食管炎症和溃疡。巴雷特食管被认为是源于反流性食管炎的异常修复,为长期慢性胃食管反流病的并发症,由于长期反流,下段食管的鳞状上皮被化生的柱状上皮所代替,其中部分患者可发展为食管癌。

三、立位反流、卧位反流及混合体位反流

根据反流与体位的关系进行分类,将其分为立位反流、卧位反流及混合体位反流。

除人体自身因素外,重力也是影响反流的因素之一。卧位时,食管与胃处于相同水平位置,缺少了重力作用,胃与食管之间的压力梯度出现轻微改变都可能对反流产生不同影响,表现为反流的高度与体位变化密切相关。体位改变与反流的关系在有些人会非常明显,如当坐位时表现为剑突下不适或烧灼感,这种感觉在 45° 斜卧位时出现在胸骨后,而当卧位时则出现在咽喉甚至口腔内。卧位反流发生的快慢因人而异,有

人会随着体位改变很快就出现反流，也有人会在保持卧位一段时间后才出现反流，表现为夜间入睡一段时间后出现呛咳、觉醒，甚至从口鼻喷出胃内容物。而且右侧卧位比左侧卧位更容易反流，这是因为贲门位于胃的右侧，右侧卧位时使胃食管结合部处在一个较胃池相对低垂的位置，因此更容易反流，而左侧位时的情况正好相反。因此，胃食管反流病患者宜采用左侧卧位，以减轻反流。而在筛查胃食管反流病时宜采用右侧卧位，以提高本病的检出率。

从理论上讲，卧位时因失去重力的作用，会更容易发生胃食管反流。但临床上的确有一部分患者，在直立位时胃内容物向上逆行，而卧位基本没有反流，既没有典型反流症状，也没有因反流导致的睡眠障碍、夜间咳嗽、晨起咽喉不适或咳痰等情况。也有一部分患者在卧位和立位情况下都有反流发生，即混合型反流。这类胃食管反流病患者卧位时反流发生频率更高，症状也更明显。

不同体位胃食管反流的发生机制不同。胃食管反流发生的基本机制是胃内压与食管下括约肌压力梯度的改变，食管下括约肌松弛或者胃内压力升高是基本病因。卧位反流的发生，主要与胃排空延迟胃内压力升高，夜间卧位时受重力作用有关，这种反流一般都是缓慢的，反流物逐渐累积增加。而立位反流则是胃收缩导致胃内压力增大，突破食管下括约肌抗反流屏障并克服重力作用，这种反流一般都是快速的，持续时间也较短。

四、气态、液态及液气混合态反流

根据反流物的状态进行分类，将其分为气态反流、液态反流及液气混合态反流。

胃就像一个大发酵池，进入胃内的食物与胃分泌的胃液混合，加上胃的蠕动搅拌，完成初步消化，这个过程伴随很多气体产生。当反流发生时，就会以不同状态出现，食管多通道腔内阻抗是监测反流物状态的最佳方法。以液态为主的反流，患者常常会有比较明显的反流症状，特别是反酸，能比较准确地描述反流物到达的位置，甚至夜间可能突然从口鼻喷出反流物。反食也属于液态反流，常见的婴幼儿吐奶就属于这种情况，这是因为婴幼儿的消化系统还没有发育完善，比如贲门和食管下括约肌的闭合能力差，又不知道饥饱，吃多了自然就会溢出来，这也是一种自我保护。有的患者会将吃进胃里的不容易消化的部分再泛溢出来，比如鱼刺、骨头、蔬菜叶、药物胶囊等。除这种吐出来的反食情况外，还有患者自觉食物反流到一定高度，比如胸骨中段或咽喉部位，又自动返回到胃里的情况。而以气态为主的反流，一般没有明显反酸、烧心症状，主要表现为频繁嗳气，或以咽喉、气管或其他器官的病症为主要表现。气态的反流物对食管的刺激比较小，但长期持续性的刺激会对食管以外部位的黏膜造成比较大的损伤。

五、酸反流、弱酸反流和碱反流

根据对反流物的 pH 检测进行的分类，将其分为酸反流、弱酸反流和碱反流。

当反流物的 pH < 4 时为酸反流，pH 在 4～7 时为弱酸反流，pH > 7 时为碱反流。食管内检测到的 pH 与胃内 pH 应该是一致的。必须指出，酸反流并不意味着胃酸分泌多，只是代表反流物是酸性的，实际情况可能是胃酸的量分泌不足。弱酸和碱反流也不意味着危害就小，除胃酸外，反流物中的其他物质（如胃蛋白酶、胰蛋白酶、胆汁甚至糜状的食物）也会对咽喉、气管和肺造成刺激。食管内 pH 检测对以抑酸为主治疗胃食管反流病的策略具有重要指导意义，抑酸药物仅适用于酸反流，通过降低反流物中的酸度减少对食管等黏膜的损害，但不适用于弱酸和碱反流。一些酸反流经过抑酸治疗后转变为弱酸或者碱反流，而在抑酸治疗无效的患者中许多就是弱酸和碱反流。

六、显反流与微反流

根据反流的现象是否可以被感知和检测到进行分类，将其分为显反流和微反流。

显反流指患者能够感知到反流或者可以经各种理化检查确诊的反流。微反流指患者的症状高度疑似反流，但患者自己并没有感知到反流，各种检查也都不符合现有的反流诊断标准，如胃镜检查无异常或仅有轻微的食管裂孔疝，食管下括约肌测压及 24 小时 pH 监测也都正常，或者不符合现有诊断标准。其发生与胃排空延迟（胃内压增大导致食管下括约肌短暂松弛）、食管廓清能力不足（如无效蠕动）、食管上括约肌功能失调，以及夜间唾液分泌减少有关。以食管裂孔疝为例，据估计，高达50%～90% 的胃食管反流病患者合并有食管裂孔疝，通常胃镜下胃食管结合部与膈肌脚的分离距离＞2cm 才被诊断为食管裂孔疝，而胃食管结合部仅上移 0.5～2cm 的微小裂孔疝常被忽视。

与显反流相比，微反流的危害可能更大。微反流的患者往往以食管外症状为主，这种反流往往量少而微，通常为气态或气液混合态，夜间卧位时更容易发生，且右侧卧位比左侧更容易发生。当微量反流物刺激食管上括约肌时，可能产生错误的信号，即食管上括约肌会形成因吞咽而松弛的反射，因此会更有利于反流物的上行，并且由于会厌软骨的阻挡，加之吸气时肺内压力降低，反流物就很容易进入气管，甚至肺脏。也会有部分反流物突破会厌软骨，到达咽喉，甚至口腔、鼻、耳或眼。虽然反流量少而微，但长期累积对终末器官的损害却很大，对生活质量的影响也更严重。

28

第五节　食管外症状的鉴别诊断

胃食管反流病是临床上容易被误诊的常见病症之一，主要是因为胃食管反流病的临床表现十分复杂，除食管和胃的症状外，还涉及咽喉、气管、肺、心脏、口腔、耳、鼻、眼等。迄今为止尚没有诊断胃食管反流病的"金标准"，特别是以食管外症状为主同时又缺乏典型反流症状，使得患者往往以非消化道症状为主诉到其他科室就诊。误诊的结果就是误治，临床上经常见到哮喘、慢性咳嗽或咽炎患者，长期治疗效果不佳，并因此而出现焦虑、抑郁，形成恶性循环。以下介绍几种常见的可能被误诊的疾病。

一、慢性咳嗽

胃内容物反流到食管上端刺激咽喉，甚至进入气管和肺部，会导致咽痒、咳嗽。胃食管反流引起的咳嗽可以分为两大类，一类是有反酸、烧心等症状，另一类是没有典型反流症状，甚至缺乏消化道的表现。反流引起的咳嗽多以刺激性干咳为主,常于夜间因咳嗽而觉醒,或者发生在晨起时分,这与食管解剖结构、重力及夜间食管廓清能力下降有关。研究表明,胃食管反流是慢性咳嗽的主要原因。在欧美国家,20%~40%的慢性咳嗽由胃食管反流引起。对于慢性咳嗽患者,如有下列指征,要考虑胃食管反流病的可能性:①有反酸、烧心等症状,或无典型反流症状但经检查被确诊为胃食管反流病。②咳嗽与进食相关,如餐后咳嗽,或进食某种食物后咳嗽,或饱餐后咳嗽加重。③咳嗽与卧位相关,夜间发作,右侧卧位时咳嗽加重,左侧卧位时减轻;或者入睡后数小时发作,或晨起时咳嗽发作或加剧。④按常规咳嗽治疗效果不明显。

二、哮喘

胃内容物经食管向上反流至咽喉部和气管,能引起喉和气管痉挛、收缩,进而造成气道狭窄或声门闭塞,表现为吸气困难,有窒息感,严重者会危及生命。这种反流导致的哮喘主要以喉部痉挛为主,表现为吸气困难,容易半夜被憋气惊醒,有的伴有阵发性呛咳,或有反酸、烧心、腹胀、食欲减退等症状。此类哮喘应用激素和氨茶碱等治疗后反而加重,因为这些药物可降低食管下括约肌压力。研究表明,哮喘伴有胃食管反流的情况非常普遍,在哮喘患者中,成人胃食管反流发生率为60%~80%,儿童为50%~60%。对于有如下特点的哮喘患者,要考虑胃食管反流病的可能性:①无明显的过敏原,常年发病,没有季节发作特点。②有典型或不典型反流症状。③睡眠、进食或平卧时哮喘加重。④对常规治疗抵抗,或使用气管扩张剂后呼吸道症状加重。

三、慢性咽炎

咽位于食管的上端,长期反流刺激会导致咽部的慢性炎症,表现为咽部疼痛,或痒、干燥、烧灼、烟熏感、异物感等。据统计,约30%的慢性咽炎与胃食管反流有关。慢性咽炎表现为以下特点的,要考虑反流的可能性:①伴有典型或不典型反流症状。②夜间觉醒时或晨起咽部不适感发作或加重,可伴有刺激性咳嗽,用力咳出分泌物,甚或作呕。③咽部症状可在饱食或平卧后加重，或因饮食不当而诱发。④咽炎反复发作，常规用药无效或即使有效但停药即复发。

四、慢性鼻炎

胃食管反流发生时，胃内容物可反流至鼻腔，刺激鼻黏膜引起慢性炎症，导致鼻黏膜对外界刺激特别敏感，产生防御性反射动作——打喷嚏及其他鼻炎症状。胃食管反流导致的鼻炎与过敏性鼻炎的鉴别，有以下几个方面可供参考：①伴有典型或不典型反流症状。②常年发病，无明显的季节性。③夜间或晨起症状明显。④常规抗过敏治疗无效或停药后容易复发。

五、冠心病心绞痛

胃食管反流导致的胸痛，可能与心脏没有任何关系，只是与心绞痛发生的位置相近。此外，由于支配食管与心脏的神经有部分来自共同节段，当食管黏膜上皮感受器受到刺激时，可引起心绞痛样胸痛，被称为类心绞痛。临床上也有胃食管反流与冠心病心绞痛共存的情况。反流导致的胸痛，心脏检查大多正常，少数出现 ST-T 改变、心律不齐、心律失常。由于一些胃食管反流导致的胸痛与心绞痛和急性心肌梗死的表现极其相似，因此临床中很容易被误诊。有文献报道，50% 的胃食管反流性胸痛被误诊为心绞痛。研究表明，在非心源性胸痛中，胃食管反流是最常见的原因之一，有 50%～60% 的非心源性胸痛是由胃食管反流导致的，因此胸痛患者一旦排除心脏疾病，胃食管反流病就是最可能的病因。对于以下情况的胸痛，在排除心脏问题之后，应考虑胃食管反流病的可能性：①伴有典型或不典型反流症状。②胸痛在餐后或夜间发作。③胸痛剧烈持续时间长且反复发作，与心肌缺血程度不相符。④扩张冠状动脉药物治疗无效，服用解酸或抑酸药物疼痛缓解。

六、睡眠障碍

卧位反流是最常见的反流类型，特别是夜间长时间卧位，反流物刺激食管可唤醒患者。这种唤醒具有双重保护作用，一方面加快清除反流物，另一方面防止误吸。由于胃食管反流发生的快慢以及程度不同，反流导致的睡眠障碍也因人而异，可表现为入睡难、睡眠浅、频繁变换体位、多梦甚至梦魇、夜间觉醒、早醒等。研究发现，62%的胃食管反流病患者睡眠质量受到影响，而在不明原因的失眠者中，胃食管反流病占了1/3。对于以下情况的睡眠障碍，应考虑胃食管反流病的可能性：①伴有典型或不典型反流症状。②自幼睡眠差，多梦甚至梦魇。③夜间定时觉醒，醒后口干口苦，或者咽部异物感、咳痰等。④睡眠质量与饮食有关，饱餐或吃不容易消化食物后睡眠障碍加重。⑤常规镇静安神药物治疗效果不佳。

七、背痛

内脏感觉传入神经与交感神经并行，支配食管的交感神经来自 T_4～T_6 节段，反流物刺激食管通过内脏感觉神经传入到中枢后，可能被中枢误读为与交感神经相同节段的躯体神经节段支配部位受到伤害，表现为肩胛上部或者两肩胛骨中间疼痛、热或寒凉感以及胀闷不舒等。还因为食管和心脏有部分交感神经为共同支配，反流物刺激食管还可能引发冠状动脉痉挛，导致心肌缺血，出现心前区不适或隐痛，类似心绞痛。因此，在确诊胃食管反流性背痛之前，需要排除心源性疼痛的可能性。对于以下情况的背痛，应考虑胃食管反流病的可能性：①伴有典型或不典型反流症状。②胃脘或胸骨后疼痛并向后背放射。③餐后或因饮食失宜而诱发。④夜间入睡后一段时间发作或加重。

八、耳鸣及听力下降

沟通耳鼓室与鼻咽部的咽鼓管，平时处于关闭状态，在张口、吞咽、呵欠、唱歌等情况下，口咽借助相关肌肉收缩而开放，以调节鼓室气压，其软骨部黏膜呈皱襞样，具有活瓣作用，故能防止咽部液体流入鼓室。胃食管反流时，胃内容物流入咽鼓管，侵蚀鼓室，引起耳内憋闷堵塞感、耳鸣、听力下降、中耳炎等。对于以下情况的耳部病症，应考虑胃食管反流病的可能性：①伴有典型或不典型反流症状。②青少年或壮年发病，右耳先发病。③耳鸣程度与体位有关，右侧卧位比左侧卧位重。④不明原因的中耳炎症。

第六节　主要干预措施

胃食管反流病的干预措施主要包括调整生活方式、药物治疗、手术或内镜治疗。

一、调整生活方式

胃食管反流病是慢性疾病，一些不良生活方式会诱发或者加重胃食管反流，因此针对这些生活方式进行调整是治疗胃食管反流病的重要组成部分，并能防止胃食管反流病复发。日常生活中与胃食管反流病相关的因素主要包括饮食、起居、服饰和情绪。防止胃食管反流病的发生，应养成良好的生活习惯。

1. 饮食要有规律，按时进餐。

2. 进食宜细嚼慢咽，少食多餐，以七八分饱为宜，避免暴饮暴食。

3. 饮食应以高纤维、低脂肪食物为主，宜吃新鲜蔬菜，适当进食水果（以非酸性水果较好），适当增加一些蛋白质，如瘦肉、牛奶、豆制品、鸡蛋清。

4. 少油腻、辛辣、生冷、甜酸等不容易消化或刺激性食物，忌浓茶、烟酒、咖啡。

5. 餐后应适当站立走动，避免立即平卧、弯腰或者剧烈运动。

6. 适当咀嚼无糖型口香糖。

7. 平素宜穿宽松衣裤，忌穿紧身衣裤、扎腰带过紧。

8. 睡前 3 小时避免进食。

9. 睡眠时将床头抬高 10～15cm。

10. 夜间睡眠时尽量选择左侧卧位，减少右侧卧位，忌俯卧位。

11. 肥胖者应积极锻炼身体，减轻体重。

12. 保持积极乐观的心态，保持心情舒畅。

二、药物治疗

药物是治疗胃食管反流病的主要手段，根据药物的作用机制不同，可以分为抗酸药、调整消化道动力药、黏膜保护剂和抗焦虑抑郁药。

(一) 抗酸药

抗酸药包括解酸药和抑酸药两种。解酸药是通过中和胃酸，降低胃蛋白酶活性，减轻酸性胃内容物对食管等部位黏膜的损伤。临床上常用的解酸药物包括氢氧化铝凝胶、复方氢氧化铝片、碳酸钙、碳酸铝等。解酸药能在一定程度上缓解症状，但治疗作用有限，适合轻、中度胃食管反流病患者。

抑酸药是通过抑制胃酸分泌，减轻反流物中的酸浓度，以此减轻对食管等部位黏膜的损害。临床使用的抑酸药主要是 H_2 受体拮抗剂（H_2RA）和质子泵抑制剂（PPIs）。H_2 受体拮抗剂是应用最早的抑酸药物，通过阻断 H_2- 受体活化，阻止细胞内第二信使活化细胞 H^+-K^+-ATP 酶而抑制胃酸分泌，包括西咪替丁、雷尼替丁、法莫替丁、尼扎替丁、拉呋替丁。质子泵抑制剂是通过不可逆性抑制 H^+-K^+-ATP 泵抑制胃酸分泌，抑酸作用强大，是目前应用最广的一类治疗胃食管反流病的药物，包括奥美拉唑、雷贝拉唑、泮托拉唑、兰索拉唑、埃索美拉唑。除上述两种抑酸药物外，近些年又研发出的新型钾离子竞争性酸阻滞剂（potassium channel acid blocker, PCAB），通过阻断 H^+-K^+-ATP 酶的 K^+ 通道，竞争性阻滞 K^+ 与该酶的结合，可长时间停留于胃壁细胞，抑酸作用更强大且作用更持久。抑酸药主要适用于反流性食管炎及酸反流，但临床上也被广泛用于各种类型的胃食管反流病。

对抗胃酸是治疗胃食管反流病的基本策略，以质子泵抑制剂为首选。质子泵抑制剂是治疗胃食管反流病的一线药物。但抑酸治疗只能减轻反流物中的酸浓度，对反流事件本身没有作用，停药后复发率很高，因此多数患者需要长期服药维持治疗。而长期服用抑酸药能导致胃内酸度显著降低，会出现一些消化道的不良反应，如食欲下降、恶心呕吐、腹胀、腹泻、便秘、腹痛等。抑酸药的其他不良反应包括胃肠道菌群失调、微量元素缺乏、贫血及骨质疏松（容易骨折）等。

(二) 调整消化道动力药

调整消化道动力药包括传统的促胃动力药物和调整一过性食管下括约肌松弛的药物。传统促胃动力药包括甲氧氯普胺、多潘立酮、莫沙必利、伊托必利，这些药物可以增强胃和食管蠕动，能改善胃排空和加强食管清除作用,并改善食管下括约肌的功能。由于频繁地一过性食管下括约肌松弛(tLESR)是胃食管反流病的主要发病机制之一,因此抗tLESR的药物成为当前药物研发的热点之一。巴氯芬是第一种被认为最有潜在治疗胃食管反流病价值的抗反流药物。该药是骨骼肌松弛剂,主要用于各种肌肉痉挛的治疗,可以暂时使肌肉松弛,能增加餐后胃的张力,促进胃排空,减少反流的频次。

胃食管反流病主要是食管和胃肠动力障碍性疾病,因此调整异常的动力障碍,使得胃内容物不再逆行,是胃食管反流病治疗的根本策略。但到目前为止,这类药物的疗效有限且不确定,尚不能作为治疗胃食管反流病的单一药物,而是与PPIs或H$_2$RA联合使用。并且由于这些药物都能通过血脑屏障,会导致严重的中枢神经不良反应,有些仅限于实验研究,有些则被禁用。

(三)黏膜保护剂

黏膜保护剂常见有果胶铋、铝制剂(铝碳酸镁、氢氧化铝、硫糖铝)、前列腺素、康复新液及吉法酯等。黏膜保护剂能在胃和食管溃疡的部分形成保护膜,降低食管黏膜对腔内物质的通透性,可减低反流物对食管黏膜的毒性作用,加速黏膜部的血液循环,促进损坏组织的修复,有些还能中和胃酸。临床中这类药物不单独用于治疗胃食管反流病,而是与抑酸药等联合使用,适用于食管糜烂、溃疡的辅助治疗。

(四)抗抑郁及焦虑药

常用抗抑郁及焦虑药包括:三环类抗抑郁药(TCA),如阿米替林、丙米嗪等;选择性5-羟色胺再摄取抑制剂(SSRI),如西酞普兰、舍曲林、帕罗西汀等,以及抗精神病药物和三环类抗抑郁药物的复合剂——氟哌噻吨美利曲辛片。研究发现,胃肠道组织中的神经细胞数量与大脑类似,且大脑的生理病理改变与胃肠的生理病理有着密切关系,因此胃肠道与大脑之间总是进行着比内脏器官更加密切的、复杂的"互动"。许多胃食管反流病患者都伴有抑郁、焦虑等情绪障碍,在焦虑、抑郁等精神心理异常状态下,躯体感知症状被放大,或食管下段括约肌松弛被自主神经应激反应再次诱发,导致反流产生或加重。心理因素和胃食管反流相互影响、互为因果,形成恶性循环,严重影响患者生活质量。

三、手术治疗

手术治疗主要包括食管裂孔疝修补术和胃底折叠术两种。食管裂孔疝修补术的主要目的是让食管腹腔段恢复到正常的位置，将食管裂孔修复到正常的大小。手术方法有传统开腹手术和腹腔镜微创手术两种，前者的创伤比较大，不适合身体虚弱的年老患者，后者对身体的创伤小，恢复快，临床上已被普遍采用。胃底折叠术是把与食管连接的那一部分胃底，折叠在食管的下端，以加强食管的肌肉力量，使食管贲门部松弛的情况得到改善，从而更好地控制反流。

食管裂孔疝修补术是治疗食管裂孔疝导致反流的最彻底方法。对于胃底折叠术，通常在患者确诊之后，首先应给予内科保守治疗，以达到减轻症状、改善患者生活质量的目的。腹腔镜胃底折叠术是国际上公认的最佳手术方式，具有创伤小、住院时间短等优势，可重建胃食管交界的抗反流机制，但需术前进行充分的危险性与可望的收益评估，手术可能导致一些并发症，并且手术效果与外科医生经验密切相关。对于以下情况，可以考虑手术治疗：①需要长期用药维持，且用药后症状仍然严重者；②内科治疗停药后很快出现症状且反复发作者；③出现严重并发症，如出血、穿孔、狭窄等，经药物或内镜治疗无效者；④经久不愈的 Barrett 溃疡及出血，特别是合并重度不典型增生者；⑤严重的胃食管反流病而不愿意长期服药者；⑥仅对大剂量质子泵抑制剂起效的年轻患者；⑦过去抗反流手术失败者。

35

四、内镜下治疗

内镜下治疗是在胃镜下做微创手术治疗疾病的一种，是介于药物治疗和手术治疗之间的一种非常简便、微创的抗反流治疗方式，包括内镜下腔内折叠术、内镜下缝合术、内镜下射频消融术、内镜下填充剂注射及植入治疗等。内镜下腔内折叠术及缝合技术的主要目的是于内镜直视下在胃食管结合部缝合胃壁组织形成皱褶，增加贲门附近的紧张度，延长腹腔内食管的长度，有效紧缩胃食管结合部，增强抗反流屏障。射频治疗通过将热能作用于食管下括约肌及贲门局部的神经肌肉组织，导致局部组织凝固性坏死，从而形成组织纤维化，增加食管下括约肌压力及厚度,并减少一过性食管下括约肌松弛发生的频率。同时,射频治疗可降低胃食管结合部的顺应性,从而达到减轻反流症状及减少相关并发症的效果。内镜注射治疗术是将惰性材料注射或植入至胃食管结合部,从而创造解剖性的抗反流屏障。内镜下治疗方法虽然安全,但远期疗效及治疗相关风险还未明确,尚需研究。各种内镜治疗都有严格的手术指征,需要富有经验的专科医生进行操作。

第 二 章
中医学诊治述要

　　胃食管反流病是一种古老的疾病，中医古籍中的有关内容十分丰富。本章从中医学角度介绍胃食管反流病的病名、主要表现、基本病机、病位和病性、微反流的辨证、基本证型和治疗原则。

第一节　病名

　　中医古籍中没有胃食管反流病的病名。胃食管反流病的表现复杂，涉及多个系统，在古代文献"吞酸""吐酸""胃反""反胃""噎膈""胃脘痛""嘈杂""胸痹""胸痞""胃咳""哮喘""梅核气""不寐""虚劳"等范畴中，都可以找到相关的描述。即便对于同一个临床表现而言，也可能存在不同的中医病名，例如，"反酸"可对应的中医病名就有"吞酸""吐酸""噫酸""咽酸""醋心"等。

　　中医学强调抓主症，即以最主要、最突出的病症为主。主症能反映疾病的基本病机，是辨证的关键，但在辨证胃食管反流病时，抓主症却存在一定的问题。一方面，反酸和烧心是胃食管反流病的典型症状，如果单纯从中医学角度来理解这两个症状，则可能存在对病位和性质的误辨。另一方面，对于缺乏典型反流表现的患者，则存在无主症可抓或者抓错主症的情况。有些患者往往是因为体检或者其他疾病就诊才发现反流。因此，临床上必须首先明确主病。

　　抓主病首先要确立病名。明代张景岳《景岳全书·杂证谟·非风》谓："凡诊诸病，必先宜正名。"清代徐大椿《兰台轨范·序》说："欲治病者，必先识病之名,能识病名,而后求其病之所由生,知其所由生,又当辨其生之因各不同,而病状所由异,然后考其治之之法。"对于胃食管反流病而言,确定病名尤其重要。

在 2009 年制定的第一部《胃食管反流病中医诊疗共识意见》(深圳)和 2017 年修订版的《胃食管反流病中医诊疗专家共识意见》中,都认为胃食管反流病的主要症状属于中医"吐酸"和"食管瘅"范畴,但鉴于临床上许多患者没有反酸症状,因此建议以"食管瘅"作为统一病名。

食管瘅之名并非《共识》首创,早在 1997 年制定的《中医临床诊疗术语:疾病部分》(GB/T16751.1-1997)中,就将该病称为"食管瘅",并定义为"因染受邪毒,或因刺激性饮食及毒品的损伤,或因郁热内蕴,以及长期胃气上逆等,使食管受损,脉络瘀滞,以胸骨后灼热感与疼痛、嘈杂等为主要表现的内脏瘅[热]病类疾病"。从这个定义可以看出,胃食管反流病被定性为热性疾病,新版《共识》的命名理由也是胃食管反流病"病位在食管,病性以热证居多"。

将"瘅"释为热性病症,始于唐代王冰。《素问·奇病论》载:"帝曰:有病口甘者,病名为何?何以得之?岐伯曰:此五气之溢也,名曰脾瘅。夫五味入口,藏于胃,脾为之行其精气,津液在脾,故令人口甘也,此肥美之所发也,此人必数食甘美而多肥也,肥者令人内热,甘者令人中满,故其气上溢,转为消渴。治之以兰,除陈气也。"王冰注解道:"瘅,谓热也。脾热则四脏同禀,故五气上溢也。生因脾热,故曰脾瘅。"由山东中医学院和河北医学院主持编写的《黄帝内经素问校释》亦载:"瘅,热的意思。口甘之病,为脾热精气上溢所致,故名脾瘅。"按照上述注释,瘅是热,脾瘅就是脾热,然而事实可能并非如此。从文字学角度看,瘅的本义为过劳。《尔雅》谓"瘅,劳也",《说文解字》说"瘅,痨病也"。劳有形、神之分,脾瘅病因嗜食肥甘厚味之品,难于消化而劳伤脾胃,是劳形。同样是在《素问·奇病论》,还有胆瘅的记载,其主要表现为口苦,其病因病机为"此人者,数谋虑不决,故胆虚,气上溢而口为之苦"。胆主决断,多思善虑,却优柔寡断,耗伤胆气,是劳神。

胃食管反流病究竟是以热证还是寒证居多,下文将有详细论述,而食管瘅这个病名,自 1997 年中医名词术语标准化实施以来没有得到学术界的广泛认可，则是不争的事实。胃食管反流病临床表现复杂，涉及多个系统，病位不仅仅局限于食管，病性也有寒热之别，食管瘅这个病名既不能完全体现胃食管反流病的病位，也不能充分反映其性质，甚至可能会产生误导，因此不应该使用，代之以"胃食管反流病"更为合适。中西医的研究对象相同，自古就有一些相同的病名，没必要标新立异，此其一。其二，鉴于胃食管反流病的特殊性，许多情况必须结合西医的诊断方法才能确诊，采取同样的名称，更便于中西医同行互相交流，同时也更有利于中医的普及推广。

第二节　临床表现溯源

依据症状可以将胃食管反流病分为典型反流、不典型反流和食管外症状，在"吞酸""吐酸""咳嗽""哮喘""梅核气""胃咳""反胃""胃反""翻胃""心下痞""胸痞""胸痹""嗳气""嘈杂""卧不安""虚劳"等文献中，有与之相关的描述。

一、典型反流表现

胃食管反流病的典型表现是反酸和烧心。

（一）反酸

反酸是胃食管反流病的主要症状之一，表现为自觉有酸水自胃脘上溢至胸骨后或喉咙甚或口吐酸水，也有自觉咽部或口中酸楚而无酸水者。中医古籍中没有"反酸"一词，根据临床表现可以将其归为"吐酸""吞酸""泛酸"的范畴，其还有"咽酸""醋心"等不同称谓。这些不同称谓实质上表达了胃内容物所到达的不同部位。此外，文献中还经常出现"噫醋""噫酸"，噫与嗳含义相同，《说文解字》说"噫，饱食息也"，就是嗳气同时伴有反酸。如果反流物以餐后食物为主，则称为反食。

1. 吐酸

吐酸指胃中酸水上泛由口吐出。"吐酸"一词出自《素问·至真要大论》病机十九条："诸呕吐酸，暴注下迫，皆属于热。"明代汪机《石山医案·汇萃》记载:"一人年逾三十,形色瘦黑,饮食倍进,食后吐酸,食饭干恶难吞。尝有结痰注于胸中,不上不下。才劳则头晕眼花,或时鼻衄,粪后去红或黑。午后至晚,胸膈烦热,肩心时疼。好睡,醒来口舌干苦,盗汗,梦遗,脚冷。"

清代医案记载的吐酸病案较多。张聿青《张聿青医案·痞气》载:"陆左,胃气渐开,而食入后每觉痞满,片刻即舒,平日往往涌吐酸涎。舌苔虽渐化薄,而尚嫌黄厚。良以中阳不足,湿痰不克运化。"徐养恬《徐养恬方案·噎膈》载:"纳谷痛胀,已经半载矣。脉弦搏,舌胎(苔)黄,噫气不除,时吐酸水。年老中虚,肝木从而肆逆,土败木贼,将成噎膈,难治。"《曹沧洲医案·肝脾》载:"右,胃阳式微,肝木乘之,脘次作痛,泛吐酸水,得食辄吐,舌白黄,脉细软。大便旬日一行,少腹胀硬。"

2. 吞酸

吞酸指胃内酸水上攻口腔、咽喉,不待吐出而下咽。最早见于隋代巢元方的《诸病源候论·呕哕病诸候·噫醋候》载:"噫醋者,由上焦有停痰,脾胃有宿冷,故不能消谷,谷不消则胀满而气逆,所以好噫而吞酸,气息醋臭。"宋代陈言将吞酸称为"咽酸",《三因极一病证方论》论述到:"食后噫醋吞酸,皆宿食证,俗谓之咽酸是也。"

明代方隅编集《医林绳墨·吞酸吐酸》更加详细描述了吞酸的表现:"吞酸者,胃口酸水攻激于上,以致咽嗌之间,不及吐出而咽下,酸味刺心,有若吞酸之状也。"《张聿青医案·痰饮》记载:"虞左,水饮停留,控之不出,攻之不行,刻下食入倒饱,中脘痞胀,汩汩作酸,欲吐不吐,小溲短少,便不畅行,脉象濡软。"

3. 咽酸

咽酸又称为"醋咽",指反流到咽部,甚至在心胸之间有酸楚感觉,也常常与吞酸并用。《太平圣惠方》中解释到:"夫醋咽者,由上焦有停痰,脾胃有宿冷,故不能消谷,谷不能消,则胀满而气逆,所以好咽而吞酸,致气息酸臭也。"明代秦景明《大方医验大成·郁症章》曰:"一人脉息沉滑,右寸独盛,咽酸,腹痛,饱胀,恶心。东垣所谓食塞太阴,抑遏阳气,是食郁症也。治当消食和胃。"

4. 醋心

醋心又称"中酸",指胃脘或胸骨后酸楚不适。金代刘完素《素问玄机原病式·六气为病》曰："或微而不为他病,止为中酸,俗谓之醋心是也。"《张聿青医案·伏暑》记载："陈(右)伏邪晚发,湿重邪轻,邪从汗泄,湿蕴未化,热退胸宽之后,粘腻之痰未净,饮食不慎,浊痰蕴聚,熏蒸复热,中脘痞满难舒。昨忽于脐上脘下突起一条如梗,作痛异常,按之摩之,其形较软。刻下痛势暂定,而形梗之处按之跳动,心胸之间泪泪作酸,滴水入口亦觉阻碍。"

5. 噫醋

噫醋指嗳气吞酸,最早见于《诸病源候论·呕哕病诸候·噫醋候》,其载："噫醋者,由上焦有停痰,脾胃有宿冷,故不能消谷,谷不消则胀满而气逆,所以好噫而吞酸,气息醋臭。"噫酸出自《普济方·胃腑门·噫酸》,其载："夫上焦有留饮,脾胃挟宿寒,致饮食滞于膈脘,不能传化,令人胀满气逆,所以噫酸也。"

6. 反食

反食指在无恶心、干呕和在不用力的情况下,不消化的食物反流入咽部或口腔的现象,古称"胃反""反胃""翻胃"。明代江瓘《名医类案·噎膈》里记载汪机诊治的一个病案:"一人瘦长而色青,性刚急,年三十余,病反胃,每食入良久复出,又嚼又咽,但不吐耳。"文献中的描述就是典型的反食。

清代张正文著《续貂集》下卷的"痰饮为患"病案,也十分符合胃食管反流病的反食特点:"秀贡陈绍梁第三郎,胸膈饱胀,嗳气,心悸,口吐白沫,酸水时觉,饱气上溢,随口而出,不作呕声,每日饭后必带出饭食三五口,大便间一日一次,午后面赤口渴,烦躁不安,遣使召往。余曰此水饮症也,水饮停蓄胸中,阻碍正气不得宣通,故外显是症也。"

(二) 烧心

烧心也是胃食管反流病的主要症状,烧灼感的具体部位可在上腹、胸骨后、咽喉、口腔、鼻腔、背部乃至全身。在中医文献中也没有"烧心"一词,但有"心下热炽""心热如火""胃中如焚""胃中如火""胃脘作痛发热""胸中热""口中热""身热如火"等描述,有些与胃食管反流病的烧心症状相符合。

清代吴鞠通《吴鞠通医案·脾胃》载医案:"许,四十七岁,癸亥二月

41

二十日，脉弦而紧，弦则木旺，紧则为寒，木旺则土衰，中寒则阳不运。土衰而阳不运，故吞酸嗳气，不寐不食，不饥不便，九窍不和，皆属胃病。浊阴蟠踞中焦，格拒心火，不得下达，则心热如火。"在这个病案中，吞酸是典型反流症状，嗳气、不食是反流的不典型表现，"心热如火"就是烧心。

另据清代王旭高《王旭高临证医案·噎膈反胃门》记载："陈，营虚火亢，胃枯食噎，心膈至咽如火之焚，有时呱呱作声，此气火郁结使然也。"此病案中虽然没有反酸，但"心膈至咽如火之焚"与反流导致的胸骨后烧灼痛完全吻合，并且临证所见的确有一些反流患者仅有烧心表现。

二、不典型反流表现

不典型反流表现包括胸骨后疼痛、胃脘胀痛、嗳气和嘈杂。

（一）胸骨后疼痛

胃食管反流导致的胸痛是临床常见现象，除胸骨后疼痛外，还可能放射至后背、肩部、颈部、牙和耳后等部位。以胸痛为主要表现的胃食管反流病与胸痹十分相似。胸痹之名首见于《黄帝内经》，东汉张仲景《金匮要略》指出胸痹的主要症状是"心痛彻背""背痛彻心"。在现行教材和行业标准中，一般都将胸痹相当于冠心病心绞痛，如1999年湖南科学技术出版社出版的《中医内科疾病诊疗常规》就认为"胸痹（心痛）相当于西医学所说的缺血性心脏病"，但从古人对胸痹症状和治疗的描述看，更符合胃食管反流引起的胸痛。明代秦景明《症因脉治·胸痛论》指出："若胸中满塞，水谷全不能下，又名胸痹，皆非胸痛也。"他又进一步指出："胸痹之症，即胃痹也。胸前满闷，凝结不行，食入即痛，不得下咽，或时作呕，此胸痹之症也。"秦氏认为胸痹是胃痹，其病位在胃，且描述的胸痹症状与胃食管反流性胸痛相类似。

清代叶天士《临证指南医案·胸痹》中记载："某（二十），脉弦，色鲜明，吞酸胸痹，大便不爽，此痰饮凝洄，清阳失旷，气机不利。"清代薛雪《扫叶庄医案·脘胁腹中诸痛》载："素有肝厥痛，气从胁腹厥逆至咽，胸痛彻背，且多痰饮，舌苔常垢白，病发不饥不食，呕酸症已数年，痼疾难效。"这两则病案中都有典型的反酸症状，第一例伴有胸痹，第二例则为胸痛彻背。

（二）胃脘胀痛

胃食管反流会伴有剑突下或上腹部的胀痛。叶天士《叶氏医案存真》记载"王（双林，二十六岁），早食呕吐酸水浊涎，心口痛引腰胯"，心口即指剑突下。《吴鞠通医案·中燥》记载："李，四十六岁，胃痛胁痛，或呕酸水，多年不愈，现在六脉弦紧，皆起初感燥金之气，金来克木，木受病，未有不克土者，土受病之由来，则自金始也。"《王旭高临证医案·疟疾》记载一例吞酸同时伴有胸腹疼痛病案："某，大疟百日，营卫两虚。胃为卫之本，脾乃营之源。胃阳虚则胸腹时痛而吞酸，脾阴虚则经事愆期而盗汗。"

清代孙采邻《竹亭医案》记载："王省斋翁……多烦劳操心，饥饱失时，忽于乙未十一月二十三日旧恙痛症复发，仍起于歧骨间，昼轻夜重，痛剧则呕吐酸黄水，甚至臭汁黑水，皆从胃底泛来，致令气逆呃忒而无已也。脉息沉滞，左弦乏力。"在此病案中，疼痛集中于胸骨下端的剑胸结合处（歧骨），呕吐酸黄水是胃食管反流伴有胆汁反流，昼轻夜重是以卧位为主反流的特点。

（三）嗳气

嗳气是胃中气体上出咽喉所发出的声响，俗称"打饱嗝""饱嗝"。在饱餐后出现是胃拒绝受纳的表现，属于正常生理现象，但如果空腹或一般进食后也出现嗳气，就是病态。胃食管反流病的嗳气可伴有反酸，也可能仅以嗳气为主要表现。《王旭高临证医案·积聚门》记载："丁，脉迟细，脘中有块，纳食撑胀，腹中漉漉作声，嗳腐吞酸，大便坚结。此脾胃有寒积也。"清代徐大椿《徐批叶天士晚年方案真本》记载："陆（宝山，十八岁），春正气候，寒威未去，吸受寒气，先伤胸膈胃脘之阳，食已嗳噫酸浊陈腐之气，乃清阳不至，旋转运用。"

（四）嘈杂

嘈杂是指胃中空虚，似饥非饥，似辣非辣，似痛非痛，莫可名状，时作时止的病症。《景岳全书·杂证谟·嘈杂》说："嘈杂一证，或作或止，其为病也，则腹中空空，若无一物，似饥非饥，似辣非辣，似痛非痛，而胸膈懊侬，莫可名状，或得食而暂止，或食已而复嘈，或兼恶心，而渐见胃脘作痛。"嘈杂也常伴有嗳气、胃脘胀满等，正如明代虞抟《医学正传·嘈杂》所说："其证或兼嗳气，或兼痞满，或兼恶心，渐至胃脘作痛，乃痰火之为患也。"

嘈杂可见于多种胃病，也是胃食管反流的常见表现。《大方医验大成·呕吐章》记载："一人胸腹胀痛嘈杂，数日乃吐黑水而作酸，吐后嗳气，饮食少进，前后溲俱不通利，日轻夜重，卧不得瞑，脉俱浮弦细弱，此足太阴经虚，失其运化之常，则浊气阻塞而为胀痛，而为嘈杂也。"清代王泰林《环溪草堂医案》记载："陆，营虚发热，瘀阻经停，心中若嘈，饮食厌纳，时吐酸水，是脾胃不足而夹痰饮者也。"清代赵履鳌《旌孝堂医案》记载："肝气冲胃，脘次阻痛，甚则嘈杂，哕吐酸水，延防失红反胃。"

三、食管外症状

在中医文献中，胃食管反流病的食管外症状内容也十分丰富，涉及呼吸、咽喉、口腔、耳鼻、后背、睡眠等。这些以食管外症状为主要表现的病症，有些伴有典型反流表现，有些则缺乏典型表现，需要结合胃食管反流病的特点才能予以判断，如餐后或饮食失宜而诱发或加重、卧位尤其右侧卧位以及夜间加重等。

（一）咽喉诸症

胃食管反流性咽喉炎是指胃酸反流刺激咽喉黏膜而引发咽喉部异物感、痒感、烧灼感等不适症状，是临床常见胃食管反流病的食管外症状。根据陈可冀等整理的《清宫医案集成·上卷》慈禧太后病案，光绪六年慈禧一年之内请脉 324 天，前后共有 13 位太医参与诊疗，其中 5 位为太医院御医，8 位是从各地应征的名医。综合分析慈禧这一年所患病症，可以确诊为一例不典型的胃食管反流病，且以咽喉部症状为主，表现为"颃颡五味""颃颡津坠""颃颡粘涎""咽干""咽痛""咽带血沫"等。颃颡为咽上腭与鼻相通的部位，又泛指咽喉，颃颡五味即指咽喉部时常出现甜、咸、酸、苦、辣等异常味道；颃颡津坠指咽上腭与鼻相通部位有痰涎坠挂之感，与鼻后滴漏症相似；颃颡黏（粘）涎指咽喉部有质地相对清稀的痰液不断产生并附着于咽喉部，难以清利，或者自觉有痰涎，但咳之不出，吞之不下。

在咽喉部位还有梅核气。梅核气相当于现代医学的咽异感症，表现为咽部异物感、堵塞感，咽部检查无器质性病变体征。《金匮要略·妇人杂病脉证并治》曰："妇人咽中如有炙脔，半夏厚朴汤主之。"咽喉处像有一小块儿烤肉，咽不下也咯不出，这是对梅核气最早的记载。梅核气之名始见于明代孙一奎《赤水玄珠全集》，其对梅核气临床表现有非常翔实的描述："梅核气者，喉中介介如梗状，又曰痰结块在喉间，吐之不出，咽之不下是也。"清代沈青芝编《喉科集腋·咽喉杂症》曰"梅核气乃痰气结于喉中，咽之不下，吐之不出，如茅草常刺作痒，初则吐酸，妨碍久则闭塞不通，即此候也"，形象地描述了与反酸相关的梅核气的症状特点。清代王孟英《王氏医案续编》记载："曹稼梅令爱，患眩晕，脘痛，筋掣，吐酸，渴饮，不饥，咽中如有炙脔。"

（二）咳嗽

《素问·咳论》首次提出了"胃咳"，并认为其特点是"咳而呕"。《临证指南医案·咳嗽》记载："石，气左升，腹膨，呕吐涎沫黄水，吞酸，暴咳不已，是肝逆乘胃射肺，致坐不得卧。"这则医案中吞酸是反流典型表现，突然咳嗽、卧位加重都是胃食管反流性咳嗽的特点，呕吐物中有黄水则是伴有胆汁反流的表现。

清代江泽之《江泽之医案·呕吐哕》记载："肝虚伏饮，咳嗽上气，加以肝木犯胃，胸脘胀痛，咳呕酸涩，癸水数月不至。"清代钱艺《慎五堂治验录》记载："陆星农殿撰夫人，操劳家政，肝木素强，近年得一病，自觉左胁有气氤氲，绊绕脘间，时作上升至膈，则有一线火气贯于咽嗌，即见呛咳连声，痰出甚难，且有血溢或血腥秽气，脉弦苔黄，纳食如常，乃肝火迫金，金被击则鸣也。"上述两则病案，一个是咳嗽伴有反酸，另一个是咳嗽伴有烧心。

从咳痰的特点上看，胃食管反流性咳嗽可以分为干咳少痰和痰多两种。据清代姜成之编著的《龙砂八家医案》载王钟岳先生的病案："夫人之症，由肝及脾，由脾及肺，致左胁呼吸引痛，中脘嘈杂，呕吞酸水，甚至脾虚上泛，面目色黄，燥咳动络，血随上溢，三者之恙，总不离乎燥火内伏，气逆上膈。故肝邪犯胃，且肺之清肃失司，不能平木，肝气上涌无制，变生不测。"清代陈士铎《辨证奇闻·虚》记载："不食则饥，食又饱闷，吞酸，溏泄，面色痿黄，吐痰不已，人谓胃气伤，谁知脾气损乎。脾代胃行传化，胃气全藉脾气运动，胃化其精微，不特脾益，各脏腑皆受益矣。今脾气伤，不能代胃行传化，不特胃气无生，脾不得胃气之化，则脾亦损,必脾胃两损,何能分津液以注脏腑?"

胃食管反流导致的咳嗽还有卧位加重、夜间睡眠中突然呛咳的特点。《张聿青医案·膏方》记载:"鲍左,自幼即有哮咳,都由风寒袭肺,痰滞于肺络之中,所以隐之而数年若瘳,发之而累年不愈。今则日以益剧,每于酣睡之中,突然呛咳,由此而痞,痞而频咳,其咯吐之痰却不甚多。"

(三)哮喘

哮喘表现为呼吸困难,鼻煽,甚至张口抬肩,不能平卧等。哮喘一般多责之肺与肾,但也有一些文献认为与胃有关。《素问·厥论》云:"阳明厥逆,喘咳身热。"明代王肯堂《证治准绳·杂病·喘》提出"胃喘"观点:"胃喘则身热而烦,经云:胃为气逆,又云:犯贼风虚邪者阳受之,阳受之则入六腑,入六腑则身热,不时卧,上为喘呼。"《症因脉治·喘症论》载有"食积喘逆",表现为"胸满,胃痛腹痛,恶食饱闷,大便或结或溏,上气喘逆,喘呕嗳气",病因为"饮食自倍,肠胃乃伤,膏粱厚味,日积于中,太阴填塞,不能运化,下降浊恶之气,反上干清道,则喘呕不免矣"。

在中医古籍中也有一些哮喘伴有典型反流表现的记载。《王旭高临证医案·噎膈反胃门》记载"周,胸痛,吐清水,自幼酒湿蕴蓄胃中,阳气不宣,浊气凝聚。遽述前年又得暴喘上气,额汗淋漓,发作数次。今又增心嘈若饥,此皆胃病",复诊又见"呕吐酸水,胸中板痛"。清代魏之琇汇编的《续名医类案·瘀滞》记载:"薛立斋治一妇,产后四肢浮肿,寒热往来。盖因败血流入经络,渗入四肢,气喘咳嗽,胸膈不利,口吐酸水,两胁疼痛,遂用旋覆花汤,微汗,渐解。"

(四)睡眠障碍

胃食管反流导致的睡眠障碍属于中医学"不寐""卧不安"范畴。明代裴一中《裴子言医》记载的一则医案,就颇似胃食管反流病引起的睡眠障碍,并且明确指出其病位在胃,具体内容为:"一高年绅,患怔忡不得卧,且兼嘈杂、恶心、不知味三证,其脉数而滑,右关特甚,此湿痰凝碍中州使然,是胃病,非心病也。众医不识,咸谓心血不足……或曰:怔忡一证,独无心血不足者乎?曰:心血不足之怔忡,绝不有嘈杂、恶心、不知味等证兼之者,今有之,信非其为心病矣。然则其不得卧者何病耶？曰：《素问》谓'胃不和则卧不安'，亦胃病也。"

《吴鞠通医案·脾胃》云"吞酸嗳气，不寐不食，不饥不便，九窍不和，皆属胃病。浊阴盘踞中焦，格拒心火，不得下达，则心热如火，宜苦辛通法"，其中的"吞酸"和"心热如火"是胃食管反流病的典型表现，"嗳气""不食""不饥不便"都是消化道症状。

（五）心悸

胃食管反流会导致心律失常，表现为心动过速、过缓，甚至心房颤动。清代黄元御《素灵微蕴·惊悸解》记载："陈梦周，患作酸嗳气，头晕耳鸣，春季膈热，火升头痛，手麻惊悸，不寐善忘，左乳下跳动不息，每午后膝冷病作，鸡鸣膝温而轻，平旦膝暖而差。服燥土疏木之药，饱食甘寝，但胸有火块，游移上下左右，时时冲击微痛，心跳未已。初秋膝冷又发，项脊两肩作痛，面颧浮肿，喷嚏时来，四肢拘急，心跳连脐，遍身筋脉亦动。八月后睡醒口苦，舌根干燥，每夜鸡鸣，膝冷病作，午后膝温而轻，日夕膝暖而差。病来计粒而食，饮啖稍过，胀闷不消，滞气后泄，略啖瓜果，便觉腹痛，食粥则吐稀痰，晚食更多。"在本病案中，既有"作酸嗳气"和"胸有火块"的典型反流表现，也有"睡醒口苦"的卧位反流特点。

（六）五官症状

胃食管反流导致口腔、耳、鼻、眼等部位的病症，也散见于一些医案中。《续名医类案·齿》记载："一妇人胃中嘈辣，甚则热痛，后患齿动，此胃中痰火也。"《慎五堂治验录》记载："白衣庵本师太，年三十许。同治甲戌十月中旬患牙宣出血如泉，不痛。医投泻火敛补。延至光绪丁丑三月，其血愈多，兼感时邪，凌秀甫用清肝化邪之品，诸恙渐平，劳神太过，背寒身热，时盛时衰，心嘈不寐，咽痒咳呛，足冷至膝，耳鸣头眩，再投前方不效，而反呕吐苦水，色如胆汁，脉形右关弦大，尺部如无，左尺细数，关脉细弦。"

明代汪机《石山医案》记载一个病案："一人年逾三十，质弱色苍，初觉右耳不时冷气呵呵，如箭出一阵。越两月余，左耳亦如右耳气出，早则声哑，胸前有块攒热，饭后声嘶稍开，攒热少息，顷间又复攒热，咳嗽恶酸水，小溲频赤，大溲溏泄，睡熟被嗽而醒，哕恶二三声，胸腹作胀，头

47

脑昏痛不堪，或时发热，遍身疼痛，天明前病少息，惟攒热不除，近来午后背甚觉寒，两腿麻冷。"在此病案中，右耳先发病是反流右侧卧位加重的特点，其他症状如声音嘶哑、胸骨后烧灼感、咳嗽吐酸水、夜间熟睡咳醒、后背寒凉等，都可作为胃食管反流的佐证。

清代马寿安以北山道长闻名，在日本大阪开业行医，其著作《北山医案》记载一例病案："冈村氏，壮岁患头痛，不食，吞酸上气，或胸痛四肢冷，耳右聋左鸣，目昏，足膝麻痹，或舌强咽干，眩晕吐痰，健忘遗精，或小便涸浊，脉上部弱数，下部似滑。"病案中有反流典型症状吞酸，也是右耳的症状比左耳严重。

明代孙泰来、孙明来编著《孙氏医案》中记载："徐熙宇文学内眷，常患前后心痛，每痛必面赤手心热，耳鸣眩晕，即饮白汤，亦停膈间不下，且作酸哕逆，吐出皆酸水，五七日方止。四肢酸软无力，气逆上嗳，乃其常也。两手脉皆沉数，左弦，此上焦有痰饮故也。"在此病案中，在胃脘疼痛向后背放射时出现耳鸣眩晕，并有反酸、嗳气等反流表现。

（七）背部病症

古人很早就发现胃病会影响到后背。《金匮要略·痰饮咳嗽病脉证并治》记载："夫心下有留饮，其人背寒冷如掌大。""心下"指胃脘，此述意为胃脘部有痰饮积聚在后背会有手掌大小的寒凉感。《吴鞠通医案·虚劳》记载："李，二十四岁，每日五更，胃痛欲食，得食少安。胃痛则背冷如冰，六脉弦细，阳微，是太阳之阳虚，累及阳明之阳虚，阳明之阳虚现症，则太阳之阳更觉其虚。"在此病案中，"胃痛则背冷如冰"，更是表明两者之间的相关性。《临证指南医案·胸痹》浦某病案言"胃痛彻背，午后为甚，即不嗜饮食"，则是胃痛向后背放射的表现。

在古代文献中，有关胃食管反流病在背部疼痛的内容非常丰富。《琉球百问》是清代常熟医家曹存心根据回答古琉球国国医官吕凤仪所提问题记录整理而成，其中有一则胃食管反流病案："女人年近七旬，胃脘心痛，多年不愈。发时则从右胁冲胃口，胸背牵痛难忍，呕吐酸水，不进饮食，四肢微冷，汗出不止，喜温热，恶寒凉。止时起居如常，稍觉精神倦怠，饮食不思。"清代邵兰生著《邵氏医案》曰："肝阳犯胃，脘痛彻背，呕酸作吐，右脉细左弦，苔白痰气交阻，肢尖不煦，恐厥，宜厥阴阳明同治，佐祛瘀化痰。"

48

胃食管反流病除后背疼痛外,还有后背胀满不适感。《名医类案·呕吐》记载汪石山诊治过一例病案:"一人年三十,形瘦淡紫,才觉气壅,腹痛背胀则吐,腹中气块翻动,嘈杂数日,乃吐黑水一盥盆,而作酸气,吐后嗳气,饮食不进,过一二日方食,大便二三日不通,小便一日一次。常时难向右卧,午后怕食,食则反饱胀痛,行立坐卧不安,日轻夜重。"此病案中,反酸是典型反流表现,腹痛、嗳气、嘈杂是不典型反流表现,右侧卧位加重和日轻夜重也符合胃食管反流病的特点。

在古代文献中,胃食管反流病引发的后背寒热感觉异常,既有寒凉感,也有发热,还有忽凉忽热的情况。《王旭高临证医案·痰饮门》记载:"施,背筋常冷,胸腹有块,时吐酸水。此寒痰阻于胃而太阳之气不宣,温之通之。"与背寒相比,胃食管反流病导致的后背发热或者忽凉忽热的病案更多。在光绪六年的慈禧病案中,脊背症状仅次于咽喉部症状,主要表现为脊背发热或者忽凉忽热。如二月十九日病案:"昨日饮食好,而醋心觉闷背热,未刻后较甚,交申后大便通调,热势觉减,惟咳嗽痰不易出。""醋心"是反酸,反酸同时出现后背发热,排便后发热减轻。慈禧的脊背热与进食有关,餐后或进食多加重,进食少发热轻,还有夜间或晨起加重,都符合胃食管反流病的特点。如三月初五日病案:"惟申酉时背热较甚,膳后胃中觉满,旋又串凉串热,鼻酸咽干,口中仍带酸苦之味。"三月二十日病案:"晚膳较多,即(觉)胸腹嘈满串胀,背热亦甚,夜不得寐,早晨头疼项酸,咳痰数口,咽溢酸咸诸味,身肢软倦。"十二月初七日病案:"昨饮食较少,而背热觉减。"四月十八日病案:"寝寐前半夜未熟,早晨脊热较甚,旋觉串凉,颐颊津液下渗酸苦之味为多,嗽痰中有一口微带血丝,足胕微浮,膳后腹胀串热。"

(八) 伴有胆汁反流

胆汁反流的主要症状特点是呕吐黄绿色苦水,或者口苦,以夜间觉醒或晨起时明显。在古代医书中,胃食管反流病伴有胆汁反流的病案也较多,兹举两例。《名医类案·血症》记载汪机的病案:"一人年逾四十,面色苍白,平素内外过劳,或为食伤,则咯硬痰而带血丝。因服寒凉清肺药消痰药至五六十帖,声渐不清而至于哑,夜卧不寐,醒来口苦舌干,而常白胎(苔),或时喉中闷痛,或胸膈痛,或嗳气,夜食难消,或手靠物久则麻,常畏寒,不怕热,前有癥疝,后有内痔,遇劳则发。"

薛雪《扫叶庄医案》记载："呕吐苦水,必在早晨,盖竟夜未进食物。胃空则阳中浊壅攻胃,胃底之水上溢,此病已八年,是食不谨慎,胃阳受伤矣。"

第三节　基本病机

胃食管反流病的临床表现十分复杂,涉及消化、呼吸、口腔、五官、心脏等,但其基本病机为脾胃气机升降失调。本病的病位在胃与食管,与脾的关系最为密切。胃主受纳,其气浊,以降为顺;脾主运化,其气清,以升为健。二者一纳一化,一降一升,既有分工又有协作,共同完成对食物营养物质的吸收和对糟粕的排泄。

薛立斋《保婴撮要·脾弱多困》云:"夫胃阳也,主气;脾阴也,主血。胃司纳受,脾司运化,一纳一运,化生精气。清气上升,糟粕下降,纳五谷,化津液,其清者为荣,浊者为卫,阴阳得此,谓之橐龠。故东垣以脾胃为五脏之根本也。脾气既弱,则健运之令不行,化生之功已失职,而嗜卧多困所由生焉。"

如果胃不受纳,脾失健运,失于和降,则清气不升,浊气不降,造成上至头面下至四肢乃至全身的症状。《临证指南医案·脾胃》华岫云注:"盖脾气下陷固病,即使不陷而但不健运,已病矣;胃气上逆固病,即不上逆但不通降,亦病矣。"在胃食管反流病中,这几种情况都可以见到。

一、胃气上逆

胃气为浊气,以降为顺。黄元御《素灵微蕴·噎膈解》说:"胃以下行为顺,上行为反。上行之久,习为自然,食停即吐,永不顺降,故曰胃反。"反酸和嗳气都是胃中浊气上逆的典型表现。此外,胃中浊气沿着食管上行,还可影响到咽喉、气管、肺、口腔、耳、鼻、眼、头面等部位。

(一)反酸和嗳气

反酸和嗳气是胃气上逆的典型表现,嗳气往往有酸腐气息,或者同时往往伴有酸水上溢。《临证指南医案·噫嗳》邹时乘注:"《内经》止有噫字，而无嗳字。……夫噫嗳一症，或伤寒病后，及大病后，多有此症。盖以汗、吐、下后，大邪虽解，胃气弱而不和，三焦因之失职，故清无所归而不升，浊无所纳而不降，是以邪气留连，嗳酸作饱，胸膈不爽，而为心下痞硬，噫气不除，乃胃阳虚而为阴所格阻。阳足则充周流动，不足则胶固格阻矣。"

（二）胸骨后疼痛

胃中浊气沿着食管上行至胸腔，导致胸中阳气痹阻，出现胸骨后疼痛，或者胸痛彻背。《临证指南医案》曰："脉弦，色鲜明，吞酸胸痹，大便不爽，此痰饮凝洹，清阳失旷，气机不利。"

（三）咽喉病症

咽喉是水谷下咽和呼吸之气出入的要冲，也是胃中浊气上逆的关键部位。生理情况下咽喉当清利无味，但当胃中浊气上逆至咽喉部，则会出现酸、苦、甜、辣、咸等异常之味，以及咽干、咽痛、咽部异物感等。咽喉部症状在光绪六年慈禧病案中表现最突出，占第一位，症状表现也多种多样，如颃颡五味、津坠、黏涎等，这些都是胃中浊气上溢的典型表现。如七月二十三日病案："自是饮食不易消化，精气不无化痰之处，嗳腐吞酸，颃颡作腻，皆是见证。"九月二十四日病案："饮食尚不能甚多，颃颡尚津粘涎五味，唾中微有血沫，左肋气水串胀，小水不利，此由中脘未能健运，清浊升降失常。"

（四）气管与肺病症

喉与气道和肺相通，胃中浊气上行至咽喉受到会厌阻挡而进入气道，最终侵袭肺脏。气道为清道，肺为娇脏。叶天士《种福堂公选良方》说："夫肺主一身之气，清空之体，义不受浊。"《临证指南医案·肺痹》华岫云注："肺为呼吸之橐籥，位居最高，受脏腑上朝之清气，禀清肃之体，性主乎降。又为娇脏，不耐邪侵，凡六淫之气一有所着，即能致病。其性恶寒恶热，恶燥恶湿，最畏火风，邪着则失其清肃降令，遂痹塞不通爽矣。"清代王九峰《王九峰医案·上卷·哮喘》也说："肺为娇脏，内配胸中，为五脏之华盖，清虚之所，不耐邪侵。"

事实上，无论是作为清道的气管，还是作为娇脏的肺，也都不耐胃中浊气侵袭。《徐批叶天士晚年方案真本》曰："上焦主清，主阳，惟虚灵无浊味熏染，则上焦得通，津液得下，胃气因和也。"反流物刺激咽喉会导

51

致喉痉挛,出现类似哮喘的表现;刺激气管和肺,则会出现咳嗽、胸闷憋气。《症因脉治·喘症论》分析"食积喘逆之症"的病因为"饮食自倍,肠胃乃伤,膏粱厚味,日积于中,太阴填塞,不能运化,下降浊恶之气,反上干清道,则喘呕不免矣"。喻嘉言《寓意草》之"陆子坚调摄方论"也说:"夫下行之气,浊气也,以失调之故,而令浊气乱于胸中,干其清道,因是窒塞不舒。"

(五)五官头面病症

在咽喉部位,胃中浊气的另一个出路是进入口腔,甚至到达鼻、耳、目,并影响到头面。五官为清窍,头为诸阳之会,是清阳会聚之所,《素问·阴阳应象大论》说"清阳出上窍",《临证指南医案·眩晕》华岫云注:"头为六阳之首,耳目口鼻,皆系清空之窍。"脾之清阳上达,才能神思敏捷、口气清爽、鼻窍通利、耳聪目明。

胃中浊气上犯则闭塞清窍。《素问·通评虚实论》曰:"头痛耳鸣,九窍不利,肠胃之所生也。"首先提出九窍之病与胃肠有关。后世医家继承此说者,以李东垣和叶天士为最。李东垣的《脾胃论》著有"脾胃虚九窍不通论"专篇,并更明确指出"胃气一虚,耳目口鼻,俱为之病"(《脾胃论·脾胃虚实传变论》),清代吴金寿辑《三家医案合刻·叶天士医案》言"胃司九窍",并且多次强调"九窍不和,都属胃病"。《临证指南医案·头疼》说:"头形象天,义不受浊。"《叶氏医案存真》说:"头为清阳之位,而受浊阴之邪,阴阳混乱,天地否塞,而成病矣。"《临证指南医案·暑》说:"从来头面都是清窍,既为邪蒙,精华气血不肯流行,诸窍失司聪明矣。"

胃中浊邪上犯清窍,在口腔表现为口中酸苦、黏腻不爽、口臭、舌体疼痛麻木,以及反复发作口腔溃疡、牙龈红肿、齿龈出血、牙齿松动容易脱落等。在鼻则为鼻塞、流涕、不闻香臭、鼻息肉等。清代黄元御《四圣心源·七窍解·鼻病根原》说:"其中气不运,肺金壅满,即不感风寒,而浊涕时下,是谓鼻渊。鼻渊者,浊涕下不止也(《素问》语)。肺气之郁,总由土湿而胃逆,胃逆则浊气填塞,肺无降路故也。"在耳则为耳内憋闷、耳鸣、耳聋、耳痛、耳痒、耳流脓、耳内油腻不爽。在目则为眼睛干涩、目睛红肿、目眵多。此外,头为清净之府,胃中浊气上逆还能导致头痛、眩晕、头蒙如裹、健忘,以及头发面部油腻等。

二、中焦痞结

中焦为气机升降之枢,胃中浊气自此而降,脾之清气自此而升。如果胃气不降,脾气不升,清浊之气郁于中焦,则痞结不通。《大方医验大成·痞满章》谓:"夫《易》曰天地不交而成痞。故肺(胃)气不降,脾气不运,升降不通而名痞也。"叶天士称之为"中焦痞结",或"中脘痞结""虚痞之结""虚气痞结",《种福堂公选良方·续医案》曰:"唐三五,病是劳伤阳气,阳衰不主流行,清浊升降不得自如,是为虚痞之结。"清浊之气痞结中焦的表现,既有局部症状,也会影响到上焦、下焦,甚至周身。

(一)胃脘不适

胃脘不适包括胃脘嘈杂或胀痛、食少、饮食难消、餐后倒饱等。明代秦景明记载有两则病案。《大方医验大成·郁症章》载:"一人脉息沉滑,右寸独盛,咽酸腹痛,饱胀恶心。东垣所谓食塞太阴,抑遏阳气,是食郁症也,治当消食和胃。"《大方医验大成·便血章》载:"一人肠鸣腹痛,泄泻少食,呕酸恶冷物,心下痞,手足梢冷,时或烦躁,不得安卧,面色青黄不泽,脉息沉细而迟,此名阴结之症。"《临证指南医案·疟》:"胃不降,则不受纳。"《张聿青医案·痞气》:"某,不纳不饥,稍稍纳食,中焦如阻,泛酸欲吐,寐难成寐,脉细濡,关部带滑。此湿热郁阻中州,致脾清不升,胃浊不降。"

(二)睡眠障碍

《素问·逆调论》指出"胃不和则卧不安",胃气为浊气,以降为顺,若胃气上逆扰乱心神,就会导致睡卧不安。晚清医家王仲奇之《王仲奇医案》记载:"刘,左。胆附于肝,肝气盛强,少火变化壮火,胆应清静而不清静,胃当下降而不下降,以致胸脘痞塞,烦闷喜太息,时欲呕,甚则呕恶酸苦,苔黄,口苦而燥,夜不得寐,欲寐或作惊惕,即经旨胃不和则卧不安也,脉弦数。"

按照反流发生的体位,胃食管反流病可以分为立位、卧位及混合体位三种。立位反流发生在白天,夜间基本不会影响睡眠,而卧位和混合体位的反流患者则常常伴有睡眠障碍。胃食管反流病导致的睡眠障碍表现多样,除通常的入睡难、睡眠浅、夜间觉醒、多梦、梦魇,

53

甚至彻夜难眠，并且还有其自身特点，如夜间觉醒十分规律，还有睡眠中频繁变换体位，以及习惯左侧卧位等，这些都与反流物刺激食管有关。

临床所见，一些婴幼儿及儿童的睡眠障碍，如严重的失眠、频繁变换体位、多梦等，就可能与胃食管反流病有关。反流导致的睡眠障碍与浊气上逆程度有关，浊气重则整夜睡眠差，浊气轻则前半夜较好，后半夜较差。还有对于个体而言，浊气上逆有一定的规律，所以会出现规律性觉醒。此外，因为浊气上逆导致的夜间脊背凉热、咳嗽等，也会影响睡眠。胃食管反流病患者的睡眠障碍主要由中焦气结导致的浊气上扰所致，这正是"胃不和则卧不安"的生动体现。

（三）寒热异常

气机痞结不通能导致寒热感觉的异常，气郁日久则化热，气不温煦则寒凉。《诸病源候论·痞噎病诸候》云："痞者塞也，言脏腑痞塞不宣通也，由忧恚气积或坠堕内损所致，其病腹纳（丹波康赖《医心方》做"内"）气结腹满，时时壮热是也。"《临证指南医案·痰饮》云："吴氏，脉弦，背中冷，左偏微痛，食少欲呕，四肢牵强。此饮邪内结，议通阳气。"《临证指南医案·郁》云："自觉冷者，非真寒也，皆气痹不通之象。"反流导致的寒热异常表现多样，可以是寒或热单独出现，也可以是寒热互见；寒热局限于某个部位，也可能是全身性的。

1. 寒或热

寒或热单独出现，部位集中在上腹、胸骨后或脊背部，也可能出现在咽喉、口腔、鼻腔、后背，甚至有人会有周身发热或者寒凉。《素问·调经论》云："帝曰：阴虚生内热奈何？岐伯曰：有所劳倦，形气衰少，谷气不盛，上焦不行，下脘不通，胃气热，热气熏胸中，故内热。"此阴虚非下焦肾阴虚，而是劳倦伤形耗气，脾气不足。《脾胃论·脾胃胜衰论》说"劳倦则脾先病，不能为胃行气而后病"。薛立斋《内科摘要·饮食劳倦亏损元气等症》列举三例因饮食劳役而致发热的病案后解释说，"夫阴虚乃脾虚也，脾为至阴，因脾虚而致前症"，此正与《内经》阴虚生内热的病机契合。脾胃相表里，脾伤则胃弱，《景岳全书·杂证谟·脾胃》说："盖脾胃之伤于外者，惟劳倦最能伤脾，脾伤则表里相通，而胃受其困者为甚。"脾虚则清气不能上达，胃虚则浊气不能顺降，清阳与浊阴升降失序，郁结生热，向上熏灼胸中,这与胃食管反流病所导致的剑突下或胸骨后灼热感的病机相符。

除剑突或胸骨后灼热感外,胃食管反流病还会导致脊背发热。在光绪六年慈禧胃食管反流病案中,脊背发热就是常见的病症,也有少数脊背寒凉的情况,并且发热多在夜间和膳后出现,烦劳和阴雨天气也会加重,如"每遇事烦或语多则背热略甚"(六月十七日)、"遇阴雨则背热"(六月十三日)。而饮食清淡、运动、按摩或排便后脊背热减轻,"脊背发热,揉按热处即觉散漫"(十一月二十三日);"交申后大便通调,热势觉减"(二月十九日)。这些都说明慈禧的脊背发热与中焦气机不畅,郁阻不通有关。

2. 寒热交替或夹杂

中焦不通导致的寒与热可能是时而发热,时而寒凉,或是忽凉忽热,最后一种情况像疟疾,故也称"如疟状"。《诸病源候论·宿食不消病诸候》载:"宿食不消,由脏气虚弱,寒气在于脾胃之间,故使谷不化也。宿谷未消,新谷又入,脾气既弱,故不能磨之,则经宿而不消也。令人腹胀气急,噫气酸臭,时复憎寒壮热是也,或头痛如疟之状。""噫气酸臭"是典型的反流表现,病机则是脾胃虚弱不能消磨食物导致食郁于胃。

《大方医验大成·饮食伤章》记载:"一人因伤食,咽酸饱胀,食少嗳气,大便溏泄,糟粕不化,寒热如疟,右关短滑,左关弦大。此足阳明太阴经虚,木虚土位,所以咽酸,转输之官失职,不能运化精微。故清气在下,则生飧泄;浊气在上,则生䐜胀。嗳气者,亦清气下陷,浊气泛上所致。阳虚则寒,阴虚则热,阳明太阴两虚,则寒热交作而如疟矣,须疏肝气,温脾胃,节饮食为主。"《续名医类案·心胃痛》记载:"吕东庄治吴维师内,患胃脘痛,叫号几绝,体中忽热忽寒,止觉有气逆左胁而上,呕吐酸水,饮食俱出。"这两则病案中,均表现为反酸兼有忽寒忽热。

3. 上热下寒或内热外寒

《叶氏医案存真》记载"病人自述背脊常冷,心腹中热,视面黄色夺,问食少不美",这正是内热外凉的情况。清代王孟英《王氏医案三编》记载一女性患者,秋季患胃脘痛,进食加重,向后背放射,痛如针刺,自己按压痛处则涌水苦辣，经过治疗后"惟晚食则脘下犹疼，疼即心热如火，且面赤头痛，腿冷腰酸，必俟脘间食下则诸恙皆平"，则属于上热下寒。临床更常见上焦浮火，虚不受补之象。

（四）脊背不舒

脊背部中间为督脉走行之处，两侧为膀胱经循行路径，五脏六腑之气皆输注于背俞，《难经·六十七难》云："五脏募皆在阴，俞皆在阳"，滑伯仁《难经本义》注解说："阴阳经络，气相互贯，脏腑腹背，气相通应。"脏腑藏之于内，却与脊背相通，故中焦气机郁滞不通，除导致胃脘或胸心疼痛外，还会向后背放射，表现为胃痛彻背、心（胸）痛彻背，或者仅有脊背疼痛、胀闷不舒，或者按之疼痛。

（五）二便不调

气结中焦，浊气不降，同时因为纳食减少，就会出现大便秘结、小便不利。《景岳全书·杂证谟·反胃》谓："反胃证，多有大便闭结，此其上出，固因下之不通也。"《叶天士晚年方案真本·杂症》谓："食入吐，久不化，胃中无阳，浊气逆攻，不贯注入肠，大便坚瘪。"《叶氏医案存真》谓："上窍不纳，下窍不便，亦属常事。""频频劳怒，肝气攻触胃脘，胃阳日衰，纳食欲吐，胃不主降，肠枯不便。"《王旭高临证医案·脘腹痛门》谓："大便坚结如栗，但能嗳气而无矢气，是胃失下行而气但上逆也。"《王九峰医案·心腹痛》谓："胃气愈逆，不能饮食，转输愈钝，大便不行。"

古籍中也有反酸伴有大便秘结的病案。《临证指南医案·呕吐》载："顾，脉濡弱，左胁下久有聚气，纳食酿积于胃脘之中，两三日呕噫吞酸，积物上涌吐出。此皆怫怒动肝，肝木犯胃，胃中阳伤，不能传及小肠，遂变化失司，每七八日始一更衣，为胃气不主下行故也。"清代方耕霞《倚云轩医话·噎膈证论》载："所谓痰饮者，始起脘中作痛，泛呕酸苦痰涎，俗名曰心痛，愈发无常，久而久之，中焦之气败坏，胃气失降，脾气不升，升降倒施，大便不通，粪如羊矢，得食辄吐，胃脘上口无阳气运化变为狭窄，食不能下，下即隐痛，噎膈成矣。"

古人称胃不受纳为"格"，大便不通为"关"，两者俱见则为"关格"。《素灵微蕴·反胃解》记载："胃主降浊，脾主升清。脾升则清气上达，粪溺无阻；胃降则浊气下传，饮食不呕。脾陷而清气填塞，是以涩闭；胃逆而浊气冲逆，是以涌吐。而出纳废弃，上下关格，总由中脘阳虚，脾胃湿寒，不能消水而化谷。"清末医家陈莲舫《陈莲舫医案·噎膈》记载："左，上格下关，谓之关格，所食无多尚欲吐出，吞酸吐沫，脘宇或痛或胀，更衣十余日一行，粪如羊矢，脉左右沉濡。气痹液耗，用药不可偏阴偏阳，拟以和降调中。"《王仲奇医案》记载："何，右。肠胃交通滞塞，食入翻出，呕恶酸苦痰涎，大便十余日不下，形瘦容悴，脉弦涩。肠枯胃逆，格症是虑。"

胃气上逆，饮食不能下输，也会导致小便不利。李东垣《脾胃论·君臣佐使法》："如食少而小便少者，津液不足也，勿利之，益气补胃自行矣。"

三、脾失健运

脾气升清与胃气降浊是一个互相协同的过程，《临证指南医案·便闭》说"脾宜升则健，胃宜降则和"，脾气健运则胃之浊气才能顺降，而胃之浊气顺降才能不碍脾气升清。从多数情况看，胃气上逆和中焦痞结都是表象，本质还是脾之气虚、阳虚，《临证指南医案·便血》说："脾阳衰微，中焦痞结。"

（一）反食、呕酸

脾虚水谷不化，导致反食、呕酸。张仲景《金匮要略·呕吐哕下利病脉证治》："趺阳脉浮而涩，浮则为虚，涩则伤脾，脾伤则不磨，朝食暮吐，暮食朝吐，宿谷不化，名曰胃反。"薛立斋《内科摘要·脾胃亏损吞酸嗳腐等症》记载："一儒者面色萎黄，胸膈不利，吞酸嗳腐，恪服理气化痰之药，大便不实，食少倦怠，此脾胃虚寒。"《临证指南医案·呕吐》记载："中焦火衰，食下不运，作酸呕出。"

清代柳宝诒《柳选四家医案》之"评选环溪草堂医案"记载两则医案，分别属于脾气虚和脾阳虚："腹中痛甚则有块，平则无形，每每呕吐酸水，此属中虚，阳气不运"；"脉迟细，脘中有块，纳食撑胀，腹中漉漉有声，嗳腐吞酸，大便坚结，此脾胃有寒积也。"清代费伯雄和费绳甫合著之《孟河费氏医案·痰饮》记载："扬州徐君吉人，患痰饮，胸腹䐜响胀痛，呕吐泄泻，吞酸嗳腐，饮食少进。予诊脉沉弦，脾虚不运，积湿生痰，阻气停饮。"

（二）口渴咽干

脾虚清气不升，津液不能上承，则口渴咽干，特点是得饮而不解，病本在脾虚不能升清，饮水助湿，脾之健运更加乏力。明代孙一奎《孙文垣医案》之"仲暗气虚中满"病案说："清气不上升故口渴，浊气不下降故无小便，乃天地不交泰之痞。"

卧位反流的患者，常常在夜间口干渴，甚至因干渴而觉醒。清代张聿青对此现象的病机做出了解释，《张聿青医案·痰饮》曰："寐醒辄觉口渴，然并不引饮，片刻即回，若以清津有亏，何以不饮而渴自解？亦何以除寐醒之余，并无燥渴之见象？盖湿随气化，卧则气闭而湿聚，阻遏清气，不能上升，虽有清津，无从供给；醒则气行湿散，浊者不阻，清者自得上行矣。"

（三）二便异常

若脾不健运，运化失司，胃气难于下降，就会导致二便异常。《灵枢·口问》说："中气不足，溲便为之变。"脾虚不能运化水谷，在上表现为吞酸，在下则为泄泻、便溏，甚至完谷不化，此即《素问·阴阳应象大论》所谓"清气在下则生飧泄"。《续名医类案·吞酸嘈杂》记载："陈三农治一妇，每食止碗许，稍加，非大便泄泻即噫腐吞酸，腹胀痞闷，此脾虚寒不能化也。"也有大便秘结不通的情况，《景岳全书·杂证谟·反胃》云："反胃证，多有大便闭结者，此其上出，固因下之不通也。"

脾失健运，水湿内停，则小便短少。《名医类案·疟》记载一十七八岁男子疟疾愈后，饥饿或劳倦后"食则饱闷，子至午前睡安略爽，食稍进，午后气升，便觉胀闷，胸膈漉漉水响，四肢微厥，吐水或酸或苦，亦有间日吐者，大便燥结，小便短赤，身体瘦弱，不能起止。……大便燥结者，由吐多而亡津液也。小便短少者，由气虚不能运化也。"

（四）不耐凉热

脾失健运，气血生化不足，营卫俱虚，畏冷怕风，不耐凉热，经常感冒。一般都把外感责之于肺，肺主皮毛，事实上这种频繁感冒本质上还是脾胃虚。肺主皮毛是指通过肺的宣发使水谷精微输布周身，外濡肌腠，起到防御外邪的作用，但水谷精微之源仍是脾胃。叶天士说"脾主营，胃主卫"（《叶氏医案存真》），脾胃是气血生化之源，脾胃虚气血生化不足，则肺无所敷布。《孙文垣医案》载"金良美咳嗽吐红潮热左胁不能卧"病案引前人经验：“脾胃一虚，肺气先绝。”胃气虚卫外不固，自觉寒凉怕风，《临证指南医案·痿》言“即如畏冷阳微，几日饭后吐食，乃胃阳顿衰，应乎外卫失职”。

胃食管反流病是慢性疾病，脾胃虚弱是基本病机，气血虚卫外不固，很容易感受外邪，即使正常的风雨寒暑都难以耐受，在节气交替之际更加明显，《脾胃论·肺之脾胃虚论》说“脾胃虚则肺最受病”。特别是平素就以咽喉、气管、肺及鼻等呼吸系统为主的胃食管反流病患者，感受邪气后会缠绵难愈，与正常体质感冒数天就可以痊愈形成鲜明对比。《四圣心源·杂病解下·齁喘根原》中记载的齁喘，其基本病机就是脾气下陷，胃气上逆。其言“齁喘者，即伤风之重者也。其阳衰土湿，中气不运，较之伤风之家倍甚。脾土常陷，胃土常逆，水谷消迟，浊阴莫降。一遇清风感袭，闭其皮毛，中脘郁满，胃气愈逆。肺脏壅塞，表里不得通达，宗气逆冲，出于喉咙，而气阻喉闭，不得透泄，于是壅闷喘急，不可名状。此齁喘之由来也。”

（五）月经异常

脾虚气血生化不足，还会影响女性的月经，表现为经水量少、经期延长甚至闭经。《临证指南医案·调经》载：“潘（二七），经水不来，少腹刺痛鸣胀，大便不爽，心中热痛，食辛辣及酒其病更甚，不敢通经，姑与甘缓。”《续名医类案·吞酸嘈杂》载：“一妇人胸满少食，或腹胀吞酸，或经候不调，此中气虚不能施行化也。用补中益气加砂仁、香附、炮姜，而进饮食。更以六君、芎、归、贝母、桔梗，而经自调。”

（六）倦怠消瘦

脾主四肢肌肉，脾虚肌肉柔弱，倦怠乏力，有些胃食管反流病患者短时间内体重下降明显。薛雪《扫叶庄医案·中风》病案载：“凡动皆阳，冲气至脘呕酸，乘巅旋运，食渐减，肌肉消，是肝木之阳趋胃，久而阳化内风，直上巅顶，而为晕矣。”《王九峰医案·心腹痛》：“昔肥今瘦，神倦食减，胸痹作痛，曲直作酸，痰饮作呕。中虚木侮，传化失常，宜治中宜补。”

尽管胃食管反流病的临床表现复杂，但其核心病机为脾胃气机升降失调，所见症状都可以从胃气上逆、中焦痞结、脾失健运三个方面解释。脾主运化，胃主受纳，二者相互协调配合，共同完成对营养的吸收和糟粕的排泄。脾胃气机升降失调,造成消化系统路径及相关部位的病症,还可能导致全身病变。胃食管反流病之病本在中焦,影响到上焦是"中损及上",影响到下焦是"中损及下",最后三焦俱病。

第四节　辨病位

辨证是中医认识疾病的精髓,首先就是要辨别病位。胃食管反流病的主要病位在胃和食管,与脾密切相关,胃气上逆是主要病机。胃中浊气沿着食管上行,不但会造成食管的伤害,还会影响到相邻及相通的器官,导致诸多食管外症状,特别是缺乏典型反流表现而以食管外症状为主情况,很容易误辨病位。

在辨别胃食管反流病的病位时,应当注意以下几个方面。

一、反酸与胃

反酸是胃食管反流病的典型表现。因为酸为肝之味,所以很容易将反酸与肝联系起来。金代刘完素《素问玄机原病式·六气为病·吐酸》云:"酸者,肝木之味也。"以相火立论的朱震亨在《丹溪心法·吞酸》中也说:"吞酸者,湿热郁积于肝而出,伏于肺胃之间,必用粝食菜蔬自养。"《临证指南医案·郁》记载:"脘痛已止,味酸,乃肝郁也。"清代张璐《张氏医通·嘈杂》记载:"嘈杂与吞酸一类,皆由肝气不舒,木挟相火以乘脾土,胃之精微不行,浊液攒聚,为痰为饮,都从木气化酸,肝木摇动中土,中土扰扰不安,故嘈杂如饥,求食自救,得食稍止,止则复作。"清代高鼓峰《医家心法·吞酸》说:"凡是吞酸,尽属肝木曲直作酸也。"

古籍中也有一些将反酸责之于肝的病案。《临证指南医案·咳嗽》记载:"石,气左升,腹膨,呕吐涎沫黄水,吞酸,暴咳不已,是肝逆乘胃射肺,致坐不得卧。"在这则医案中,吞酸是典型的反流症状,咳嗽也符合胃食管反流性咳嗽的特点,即因胃内容物反流至咽喉刺激上呼吸道黏膜导致阵发性咳嗽(暴咳),叶天士将此证的病机归结为"肝逆乘胃射肺"。但从所罗列症状来看,患者并无典型的肝气盛表现,他之所以如此辨证，显然与"吞酸""呕吐涎沫黄水"有关。清代林珮琴《类证治裁·呕吐论治》谓"吐酸责之肝脏"，并列有族某病案："胸痛食减吐酸，由肝逆浊泛。"《王旭高临证医案·三消门》也说："胸痛吐酸水，肝郁无疑。"

清代医家张聿青盛赞朱丹溪的酸生于肝说，并做了更加详细的阐发。《张聿青医案·论著》云："夫人饮食入胃，清津上升，浊液下降，非有湿寒停聚，不能为吞也。然即湿寒停聚，而肝木不郁于土中，不过涎沫上泛，沃出清水，不能为吞酸也。惟是脾胃使所恶者湿，病吞酸者，必先有湿浊停于胃中，遏抑肝木之性，而无以上达，则清津不升。清津不升，则浊液反从上逆，胃中之物，不从命阳之蒸变而化为精微，尽从肝木之郁结而酿成酸味。故河间肝木自盛之说，诚足垂法于后世。"

然而根据现代医学的观点，胃酸是消化液中的重要组成部分，所吐的酸腐之物就是食物和胃酸以及其他消化液的混合物，这种酸性物质本身与肝无关。酸性的胃内容物在胃里是常态，向上逆行就是反酸，因此反酸的主要病位在胃而不是肝。许多古代医家对此都有正确的认识。《诸病源候论·呕哕病诸候·噫醋候》将吞酸称为"噫醋"，其曰："噫醋者，由上焦有停痰，脾胃有宿冷，故不能消谷，谷不消则胀满而气逆，所以好噫而吞酸，气息醋臭。"巢氏认为吞酸的主要原因是脾胃虚寒不能消化谷物，自然与肝无关。明代张景岳对此观点有所发挥。《景岳全书·杂证谟·饮食》说："不能食而瘦者，必其脾胃虚弱，不能健运而然，故或为嗳气、吞酸、痞满，不饥等证，宜四君子汤、归脾汤。"《景岳全书·杂证谟·呕吐》也说："或吞酸，或嗳腐，时苦恶心，兀兀然，泛泛然，冷咽靡宁者，胃虚也。"

古籍中有一些将反酸定位在脾胃的案例。《王九峰医案·虚损》说"脾积则饮食作酸"，并载有两则病案。《王九峰医案·心腹痛》载："年甫二十三，胃痛八载，呕吐吞酸，脉象沉潜无力，中阳不健，胃寒积饮，拟苓桂术甘汤加味。"《王九峰医案·积聚》载："嗳腐吞酸，胸痞不食，寒滞中焦，脾阳不运，脉来小駃于迟，法当温暖中土。"《王旭高临证医案·脘腹痛门》载："胡，腹中雷鸣切痛，痛甚则胀及两腰，呕吐酸苦水。此水寒之气侮脾，乃中土阳气不足也。"王旭高的门徒方耕霞《倚云轩医论·肝胃气论》载："妇女之病，每多清阳之气不上升，浊阴之水不下达，中阳失化，中焦少转输，水与气结而为患痞胀满痛，或泛呕酸苦，人以为情志不遂所致，名之曰肝气，其实非情志之病，乃中焦阳气不振不能化水饮布输洒陈而归膀胱也。"

还有些医家认为吞酸是宿食不化，久而作酸，随胃气上逆，引起吞酸吐酸，用现代医学的语言就是胃排空延迟。宋代陈言《三因极一病证方论·醋咽证治》认为中焦"有宿食则酸，食后噫醋吞酸，皆宿食证"。明代戴思恭《秘传证治要诀及类方·诸嗽门·噫气吞酸》也明确指出："吞酸者，宿食所为。"《大方医验大成·饮食伤章》载："一人脉息沉紧，乃食伤太阴，脾失转输之令，以致胃有停积，中脘作痛，吞酸嗳腐而膨胀。"

二、咽喉与胃

依据传统理论，咽喉为肺之门户，与肺关系密切，但从解剖上看，胃与咽喉的关系更密切。《灵枢·忧恚无言》载："咽喉者，水谷之道也。"清代郑梅涧《重楼玉钥·喉科总论》载："夫咽喉者，生于肺胃之上。咽者咽也，主通利水谷，为胃之系，乃胃气之通道也。"正常情况下食物经咽喉进入胃中，当胃中浊气自下向上逆行时，咽喉也是必经之地。《景岳全书·杂证谟·咽喉》说："阳明为水谷之海，而胃气直透咽喉。"

《临证指南医案·脾胃》载："咽属胃，胃阴不升，但有阳气熏蒸，至咽燥不成寐，冲逆心悸，震动如惊。"在光绪六年慈禧胃食管反流病案中，咽喉部的症状占比居第一位，症状表现也多种多样，除咽喉五味外，还有咽喉黏腻不爽、咽干、咽痛等。

临床上，梅核气也是一个与咽喉有关的病症，西医学称之为癔球症，中医学一般辨证属于肝气郁滞，痰阻于咽，但实际上有许多梅核气是由胃中浊气上逆导致的。

三、肺与胃

根据五行理论，胃属土，肺属金，为母子关系。正常情况下，脾胃升清降浊有序，则肺才能实现宣发和肃降之职。病理上母病及子也是常见情况，《叶氏医案存真》说"土败金枯"。从结构上看，胃与肺的关系也十分密切，二者在咽喉部相通，当胃中浊气上行受到会厌阻挡后，会沿着气道向下，最终直达肺脏。反流物刺激咽喉和气管会导致喉痉挛，出现类似哮喘的表现，严重者可因喉痉挛窒息而死亡。

《素灵微蕴·齁喘解》载有一例齁喘案："赵彦威，病齁喘，秋冬病作，喷嚏涕流，壅嗽发喘，咽喉闭塞，呼吸不通，腹胀呕吐，得后泄失气稍差，胀微则病发略减。少时素患鼻渊，二十余岁，初秋晚食后偶因惊恐，遂成此病，自是不敢晚饭。嗣后凡夜被风寒，或昼逢阴雨，或日昃饱啖，其病即发，发则二三日，或八九日、二十余日方愈。病十二年矣。"此病案中，尽管没有反酸、烧心等典型反流表现，但哮喘同时伴有腹胀呕吐，腹胀轻则哮喘亦较轻，排便或矢气后症状亦减轻，并且饱餐后诱发，都符合胃食管反流病引发哮喘的特点。黄元御分析认为："此肺气上逆之病也，而肺逆之原，则在于胃。脾升则肝气亦升，故乙木不陷，胃降则肺气亦降，故辛金不逆。胃气不降，肺无下行之路，是以逆也。肺胃不降，病在上焦，而究其根本，则缘中气之虚。中气者，阴阳升降之枢轴也。中气虚损，阴旺湿滋，埋郁不运，则脾不上升而清气常陷，胃不下降而浊气常逆，自然之理也。"

咳嗽也是胃食管反流病的常见食管外症状之一。由于反流通常发生在卧位，所以反流引起的咳嗽具有夜间或晨起咳痰的特点。薛立斋《女科撮要·产后咳嗽》载："早间吐痰，脾气虚也。"秦景明《症因脉治·咳嗽总论》载"食积咳嗽"，表现为"每至五更嗽发，嗽至清晨，或吐痰味甜，此积痰咳嗽之症"。《临证指南医案·脾胃》载："脉软小带弦，知饥不欲食，晨起吐痰，是胃阳不足。"《临证指南医案·咳嗽》载："咳，早甚，属胃虚。"《清宫医案集成》载光绪六年二月二十三日慈禧病案："食后复肋串热，中脘微嘈，夜寐肌肤之热稍减，早晨咯痰不爽，口中仍有酸苦诸味。"

肺为娇脏，不耐邪侵，更不耐胃中浊气侵袭，倘若反流物（尤其是气态物）长期刺激肺脏，则会导致慢性阻塞性肺气肿、肺纤维化等一系列严重后果。

四、五官与胃

依据五脏开窍于五官的理论，口、舌、鼻、目、耳分别对应脾、心、肺、肝、肾。胃内容物反流至咽喉和口腔，会出现咽喉或口中酸苦辛辣之味，传统上往往根据五脏五味的理论进行定位。《大方医验大成·呕吐章》

载："一人朝晨吐涎觉酸，或兼苦沫，间或头晕耳鸣，肠微痛，肠中鸣，已患半年矣。近来每旦作呕，较前为甚，曾服导痰药鲜效。今脾胃脉虚，心部、肝部脉弦急者，乃胃气滞，脾土虚，肝木旺，心火上炎也。盖胃热则生呕，土虚不能制湿则生涎。且火曰炎上，炎上作苦；木曰曲直，曲直作酸。酸属肝而苦属心，治当平肝清心。"在本病案中，晨起吐涎酸苦是胃食管反流病伴有胆汁反流的表现，同时有腹痛肠鸣等消化道症状，但辨证上却是依据五行五味理论而定位在肝与心。《四圣心源·口病根原》云"脾胃不病，则口中清和而无味。木郁则酸，火郁则苦，金郁则辛，水郁则咸，土郁则甘"，分别将口中的酸、苦、辛、咸、甘责之于肝、心、肺、肾、脾。

在《清宫医案集成》所载光绪六年的慈禧病案中，咽喉或口中五味是困扰慈禧的主要症状之一，据江苏应征太医马文植在《纪恩录》中记载，八月初四日请脉时，"皇太后问：喉间时有五味之气，何故？奏云：五味出于五脏，脏有虚热，蒸腾于上，而出于喉，故喉间有此气味"。十月初七日，马文植因眩晕病请假休息期间，仍切切不忘思考慈禧喉间五味的病机，在呈请内务府大臣代奏事上，也是依据五脏五味的理论进行解释："心热则口苦，脾热则口甘，肾热则口咸，肝热则口酸，肺热则口辛。脏阴有亏，故五脏各有虚热，五味出于喉间。"

然而从解剖结构上看，与五脏相比，五官与胃的关系更密切，口腔连通食管，而鼻腔与口腔直接相通，耳与眼则分别通过咽鼓管和鼻泪管与口腔和鼻腔相通。当胃中浊气沿着食管上溢至咽喉和口腔时，就会影响到这些器官。《临证指南医案·咳嗽》载："治不中窾，胃阴受伤，秽浊气味直上咽喉。"慈禧的咽喉及口腔的异味显然是胃内容物上溢的结果，是浊气上干清窍的表现，与五脏无关。

明代医家张景岳对口中酸苦不堪之味的病机认识就颇有见地。《景岳全书·杂证谟·吞酸》载："吞酸之与吐酸，证有三种：凡喉间嗳噫，即有酸水如醋浸心，嘈杂不堪者，是名吞酸，即俗所谓作酸也。此病在上脘最高之处，不时见酸，而泛泛不宁者是也。其次则非如吞酸之近，不在上脘，而在中焦胃脘之间，时多呕恶，所吐皆酸，即名吐酸，而渥渥不行者是也。又其次者，则本无吞酸吐酸等证，惟或偶因呕吐所出，或酸或苦，及诸不堪之味，此皆肠胃中痰饮积聚所化，气味每有浊恶如此，此又在中脘之下者也。但其顺而下行，则人不觉，逆而上出，则喉口难堪耳。"

反流至口腔的浊气还可通过咽鼓管和鼻泪管影响到耳、鼻和眼。在《清宫医案集成》所载光绪六年的慈禧反流病案中，就有比较典型的反流导致的五官症状。其载："早晨鼻塞喷嚏，咳吐痰涎，膳后微觉嘈辣，咽干口酸"（二月十七日）；"惟颜额多津味苦，鼻涕醒之不出，而从咽中下坠，背热仍旧，早晨尚有头晕，眼目干涩"（十月十七日）。

五、后背与胃

《难经·六十七难》曰："五脏募皆在阴，俞皆在阳者，何谓也？然：阴病行阳，阳病行阴，故令募在阴，俞在阳也。"一般认为，阴病是脏病，会反映到后背（阳）；阳病是腑病，会反映到腹部（阴），所以推导出脏病要重视背俞，腑病要重视腑募。实际上，该篇章是专门讲述五脏的俞与募，与六腑无关，正如清代叶霖《难经正义·论穴》所说："《内经》六腑亦有募有俞，不独五脏为然也。此章明脏腑阴阳之气，交相通贯，言五脏而不及六腑者，省文也。"

五脏六腑皆有背俞和腹募，六腑也与后背密切相关。无论是胃食管反流病还是其他胃腑疾病，都可能在后背表现为疼痛，或者胸痛或胃痛彻背。如《种福堂公选良方》载："脉右弦，脘痛映背，得呕痛发，气鸣痛缓。乃胃气少降，寒暄七情，皆令痛发，病属肝胃。"《王旭高临证医案·痰饮》载："顾，头眩心悸，脉沉弦者，饮也。病发则呕吐酸水，满背气攻作痛，得嗳则痛松，此浊阴之气上攻阳位。"

胃腑疾病还可以表现为背部凉、热或忽凉忽热。《症因脉治·胃脘痛论》载"内伤胃脘痛之症"，表现为"痛极应背，背心一片如冰，恶心，呕吐痰涎稍缓，此痰饮症也"。《王旭高临证医案·噎膈反胃门》载："背为阳位，心为阳脏。心之下，胃之上也。痰饮窃踞于胃之上口，则心阳失其清旷，而背常恶寒。纳食哽噎，是为膈症之根。盖痰饮为阴以碍阳故也。"在《清宫医案集成》所载光绪六年的慈禧反流病案中，脊背部症状占第二位，主要表现为脊背热、脊背忽凉忽热，还有少数脊背凉。

临床上，除上述背痛、脊背热或寒凉等异常症状外，胃病还可以在后背特别是督脉和膀胱经循行部位上表现出压痛或结节等客观体征，这些症状和体征都可以作为辨别病位的依据。

六、子午流注与胃食管反流

子午流注理论是将气血在人体十二经脉内流动与一天十二时辰相对应，是中医天人相应理念的具体体现。按照这个理论，气血在十二经脉内各盛一个时辰，用以指导选择适当时间及穴位治疗疾病，也被用来解释一些症状的发生机制。如《临证指南医案·脾胃》载："脉弦，胃脘痹痛，子后清水泛溢，由少腹涌起，显是肝厥胃痛之症。"清代曹存心《曹仁伯医案·咳嗽吐血》载："盖所见咳嗽，日间本经（经疑为静之误），夜亦不为遽重，每至寅时而剧。夫寅时气血注肺之时，肺经贮痰，其气已塞，此时气血一注，其气更塞。"

巧合的是，多数反流都发生在夜间，而且不同患者或同一个患者在不同阶段，症状会在相对固定的时间点出现，如定时觉醒、咳嗽或脊背发热等。在《清宫医案集成》所载光绪六年慈禧反流病案中，就表现为夜间寅时觉醒并伴有咳嗽的情况，"夜寐至寅刻后，咳痰数口，即难甜寝，食后药后微觉饱闷，并有酸味"（二月十六日）；"胸腹微痛，便后即觉舒畅，夜寐尚好，寅刻后寤多寐少，咽溢酸咸之味，脊背凉热略轻，左鼻孔觉空，早晨咳吐灰色痰块"（三月十九日）；"寝寐上半夜酣适，寅刻即醒"（六月十八日）。这种规律性临床现象是胃中浊气上逆的结果，就很容易与子午流注联系起来，尤其当觉醒出现在寅时（3～5时）并伴有咳嗽时，则可能被误认为与肺有关。

受时代的局限，古人对胃食管反流病的认识不足，误辨病位在所难免，但也不乏睿智者。薛立斋《内科摘要·脾肾亏损停食泄泻等症》记载有一例病案："一男子清晨或五更吐痰，或有酸味，此是脾气虚弱。"清代张正文理宗薛立斋，在《续貂集》上卷中有"咳嗽早吐痰夜喘急"病案："铜邑朗渭赈，年甫三十余岁，形体尪羸，病咳嗽，早间吐痰甚多，夜间喘息不宁，延医数载，不得病情，总无一效。岂知早间吐痰，脾虚饮食所化；夜间喘急，肺虚阴火上冲乎！不读新甫（薛立斋）书，何能透此迷关耶？遂以六君子汤加麦冬、五味，调治三月病愈，身康诗酒自如。"

总之，临床上对于有典型反流症状的患者可能存在误辨病位，而以食管外症状为主的患者更容易出现误辨病位的可能性。因此，中医在辨别胃食管反流病的病位时，必须结合西医对胃食管反流发生机制的认识以及人体的解剖特点。对于缺乏典型表现甚至主要以食管外症状为主的情况，还需要结合必要的西医检查手段。以反流导致的睡眠障碍为例，有些患者没有典型的反流甚至消化道表现，也就是说只有"卧不安"，没有"胃不和"，但如果经过西医检查确诊为胃食管反流病，此种"卧不安"也应该归属于"胃不和"。

第五节　识病性

辨证的第二个主要任务是辨别疾病的性质，对制定治疗原则和选择治疗方法具有重要指导意义。胃食管反流病不仅症状表现复杂多样，而且一些症状十分特殊，容易导致对疾病性质的误辨。临证特别要注意对以下症状的辨识。

一、反酸

反酸是胃食管反流病的特征性症状之一。《素问·至真要大论》云"诸呕吐酸，暴注下迫，皆属于热"，创反酸属热之先河。后世许多医家都遵从这种观点，如《名医类案·吞酸吐酸》魏之琇按："酸乃肝味，是症多由肝经火郁，如食物遇郁蒸则易酸也。"清代喻嘉言也主张酸从火化，《寓意草》之"论吴圣符单腹胀治法"言"圣符病单腹胀，腹大如箕，紧硬如石，胃中时生酸水，吞吐皆然，经年罔效。……今酸味皆从火化，尚可更益其火乎"，并进一步解释说："于是病转入胃，日渐一日，煎熬津液，变成酸汁，胃口有如醋瓮，胃中之热，有如曲蘖，俟谷饮一入，顷刻酿成酢味矣！"《诸病源候论·呕哕病诸候·噫醋候》则提出反酸属寒，把反酸的病机概括为"上焦有停痰，脾胃有宿冷，故不能消谷"。

金元四大家中的刘完素、李东垣和朱丹溪形成了主热和主寒两派，并且针锋相对，互相驳斥。刘完素主张反酸为热。《素问玄机原病式·六气为病·热类·吐酸》中云："酸者，肝木之味也。由火盛制金，不能平木，则肝木自甚，故为酸也，如饮食热则易于酸矣。或言吐酸为寒者，误也。"李东垣则力主吞酸属寒，据《景岳全书·杂证谟·吞酸》援引李东垣《医学发明》的观点："据《发明》曰：《内经》言诸呕吐酸，皆属于热，此上焦受外来客邪也。胃气不受外邪故呕，仲景以生姜、半夏治之。以杂病论之，呕吐酸水者，甚则酸水浸其心，其次则吐出酸水，令上下牙酸涩不能相对，以大辛药疗之必减也。酸味者，收气也，西方肺金旺也。寒水乃金之子，子能令母实，故用大咸热之剂泻其子，以辛热为之佐，而泻肺之实，《病机》作热攻之，误矣。盖杂病醋心，浊气不降，欲为中满，寒药岂能治之乎？"

朱丹溪也坚持反酸属热，还折中寒热两说，认为反酸之本为热，标为寒。《丹溪心法·吞酸》云："吐酸《素问》以为热，东垣又为寒，何也？吐酸是吐出酸。平时津液，随上升之气郁积而久，湿中生热，故从火化，遂作酸味，非热而何？其有郁之久，不能自涌而出，伏于肺胃之间，咯不得上，咽不得下，肌表得风寒则内热愈郁，而酸味刺心，肌表温暖，腠理开发，或得香热汤丸，津液得行，亦可暂解，非寒而何？《素问》言热，言其本也；东垣言寒，言其末也。"

对朱丹溪的折中之说，明代薛立斋提出了完全相反的观点。《保婴撮要·吞酸》云："吞酸之症有二，热与寒也。经曰：诸呕吐酸，皆属于热。东垣曰：病机作热，攻之误矣，浊气不降，寒药岂能治之。二说似乎矛盾，而实一也。《素问》言热者，所以指其末也；东垣言寒者，所以指其本也。"

同样一个病症，主热派与主寒派如此对立，根源在于对反酸发生机制认识的不同。根据现代医学的观点，胃酸是消化液的重要组成部分，所吐的酸腐之物就是食物和胃酸以及其他消化液的混合物，在胃里是常态，沿着食管逆向而行就是反酸。因此，所反之酸性物质本身并无寒热之分，根本问题在于这种酸性的胃内容物为什么会沿着食管逆向而行？主热派只试图解释酸产生的原因，但并没有回答这个关键的问题，而依据主寒派的观点，反酸是因为脾胃虚寒，不能腐熟水谷，停滞于中焦，甚则逆而上行。《景岳全书·杂证谟·吞酸》说："吐酸一证，在河间言其为热，在东垣言其为寒，夫理有一定，奚容谬异若此，岂理因二子可以易乎，必二子于理有一悖耳。此余之不能无言者，乃以东垣为是，而以河间为非也。"并且进一步解释道："且人之饮食在胃，惟速化为贵，若胃中阳气不衰，而健运如常，何酸之有？使火力不到，则其化必迟，食化即迟，则停积不行而为酸为腐，此酸即败之渐也。"清代医家李用粹则取折中之说，他在《证治汇补·吞酸》中说："大凡积滞中焦，久郁成热，则本从火化，因而作酸者，酸之热也；若客寒犯胃，顷刻成酸，本无郁热，因寒所化者，酸之寒也。"

验之临床，主寒之说颇相符合。薛立斋崇尚李东垣脾胃学说，在《内科摘要》专列"脾胃亏损吞酸嗳腐等症"，附有 10 余例吞酸病案，均从脾胃亏损论治，并且有一例典型的寒热误辨案："一妇人，吞酸嗳腐，呕吐痰涎，面色纯白，或用二陈、黄连、枳实之类，加发热作渴，肚腹胀满。余曰：此脾胃亏损，末传寒中。不信，仍作火治，肢体肿胀如蛊。余以六君加木香、附子治。胃气渐醒，饮食渐进，虚火归经。又以补中益气加炮姜、木香、茯苓、半夏，兼服全愈。"薛立斋还结合亲身经历说明吞酸属脾胃虚寒，其在《外科心法·胃寒作呕》中云："余尝饮食少思，吞酸嗳腐，诸药不应，唯服理中汤及附子理中丸有效。盖此症皆因中气虚寒，不能运化郁滞所致。故用温补之剂，中气温和，自无此证矣。"

清代也有一些吞酸属寒的病案。《临证指南医案·泄泻》载："阳虚恶寒，恶心，吞酸，泄泻，乃年力已衰，更饮酒中虚。治法以脾胃扶阳。"《临证指南医案·疝》载："吴六十，味酸，食不化，涌吐。述少腹厥气上冲，下有宿疝，以肝浊攻胃。经云：食出完谷，是无阳也。"在第二个病案中，虽然叶天士将吐酸归结为病位在肝，但对其性质为阳虚的认识还是完全正确的，脾阳虚便溏完谷不化，胃阳虚则呕吐物中有不消化食物。《王旭高临证医案·脘腹痛门》也指出，吞酸呕苦总因"脾寒不化，胃中之水饮停积"而成。

二、烧心

与反酸相比，古代文献中有关反流导致烧心的文献比较少，有些文献中的"心下热""心热如火""胃中如焚""胃中有热""胸中热""口中热""鼻中热""肠胃如焚"，与胃食管反流病之烧心有相似之处。如果仅从字面上看，这些症状当属热证无疑。但是从现代医学角度讲，烧心的主要原因是酸性反流物刺激食管等黏膜，根据部位不同而异，可能在胸骨后，在咽喉，在口腔、鼻腔，甚至有人会有周身烧灼感。反酸和烧心

69

作为胃食管反流病的典型表现，二者具有因果关系，因此性质也应该一致。张景岳在《景岳全书·杂证谟·肿胀》中再次重申："脾胃虚寒，中气不健，而三焦胀满者，是为气虚中满。其为证也，必多吞酸嗳腐，恶食恶寒，或常为溏泄，而别无火证火脉者，必属脏寒，此所谓脏寒生满病也，惟宜温补。"此论虽然是针对反酸，同样适用于烧心的性质之辨，具体到每个患者，不能仅凭一个症状确定疾病的性质，而是要结合舌脉和其他兼症。

《张聿青医案·丸方》记载："钱左，卧则气逆，大便兼旬方解，四肢不时厥冷，甚则胸中热辣，似线上冲，得呕酸水则松，腿股筋掣，遗精频发，脉沉弦，苔白。此由痰饮内伏，上阻肺气则气逆，下困脾运则脾约，阳气之流行为之不宣。胃土失降，胆木漂拔，精关为之混淆。"本病案中，四肢厥冷、白苔、沉脉都主寒，"胸中热辣"是烧心，呕吐酸水后热辣感减轻，是郁滞得通的表现。

三、口腔诸疾

口腔部位的口干、口渴、口苦、口臭、牙龈红肿、牙痛、口舌生疮等，看似热证，也有特殊的情况。《景岳全书·杂证谟·口舌》载："口舌之病，有疮者，有臭者，有干而渴者，有为苦为酸而诸味不同者，有重舌、木舌而舌间出血及舌胎舌黑者。在各方书多以口病为热证，然其中亦有似热非热及劳伤无火等证，是不可尽归于热，所当察也。"在胃食管反流病患者中，这些也都是常见症状，多数情况并非火热实证，仅仅是气虚，或者是浮火、无根之火，而病本为虚、为寒。

脾胃气虚，津液不得上承，浊气上干清窍，亦可见口咽干燥，往往得饮水而不解，或者夜间睡眠觉醒时口干渴。《脾胃论·脾胃胜衰论》载："饮食不节，劳役所伤，以致脾胃虚弱，乃血所生病，主口中津液不行，故口干咽干也。"又载："胃虚则无所受气而亦虚，津液不濡，睡觉口燥、咽干，而皮毛不泽也。"薛立斋《内科摘要·脾肺亏损咳嗽痰喘等症》载："口干作渴，脾虚不能生津液。"叶天士《眉寿堂方案选存》载："胃中清气未旋，津液未肯分布，故口渴喜饮，岂是实火。"张正文《续貂集》上卷"脾肺亏损，咳嗽痰多，胸腹胀坠"病案说："口渴引饮者，脾虚不能生津也。"

胆主藏精汁，其味苦，胆气随胃气上逆则为口苦。有些胃食管反流病患者伴有胆汁反流，表现为口苦口干，夜间或者晨起较重，或者反流物酸苦或呈绿色。《灵枢·四时气》云："善呕，呕有苦，长太息，心中憺憺，恐人将捕之，邪在胆，逆在胃，胆液泄则口苦，胃气逆则呕苦，故曰呕胆。"《素问·奇病论》记载："帝曰：有病口苦，取阳陵泉。口苦者，病名为何？何以得之？岐伯曰：病名曰胆瘅。夫肝者，中之将也，取决于胆，咽为之使，此人者数谋虑不决，故胆虚，气上溢而口为之苦。治之以胆募俞，治在阴阳十二官相使中。"这两篇文献所讨论的症状与胆汁反流吻合，胆之精汁随胃气上逆而为口苦或呕苦味。元代王国瑞撰《扁鹊神应针灸玉龙经·一百二十穴玉龙歌诀·脾胃虚弱》也说："咽酸口苦脾虚弱，饮食停寒夜不消。更把公孙脾俞刺，自然脾胃得和调。"《叶天士晚年方案真本》记载："不饥口苦，脾阳不得旋转运行胃津。"

胃气为浊气，脾胃虚弱，胃中浊气不降，上溢于口腔则为口臭。《景岳全书·杂证谟·口舌》载："口臭虽由胃火，而亦有非火之异。盖胃火之臭，其气浊秽，亦必兼口热口干，及别有阳明火证者是也。若无火脉火证而臭如馊腐，或如酸胖，及胃口吞酸，饮食嗳滞等证，亦犹阴湿留垢之臭，自与热臭者不同，是必思虑不遂及脾弱不能化食者多有之。此则一为阳证，宜清胃火；一为阴证，宜调补心脾，不得谓臭必皆热，以致生他病也。"

一些胃食管反流病患者伴有反复发作的口舌溃疡，也是脾之清气不升，胃之浊气上干清窍的结果。薛立斋《口齿类要·口疮》云："口疮上焦实热，中焦虚寒，下焦阴火，各经传变所致，当分别而治之。"他对中焦虚寒所致口疮独有心得。《外科发挥·咽喉》云："丹溪云口疮服凉药不愈者，此中焦气不足，虚火上泛无制，用理中汤，甚则加附子。"该篇还有数个虚寒口疮病案，兹举三例："一男子口舌生疮，服凉药愈甚，治以理中汤而愈"；"一男子口舌生疮，饮食不甘，劳而愈甚，以理中汤治之顿愈"；"一男子口舌生疮，脉浮而缓，饮补中益气汤加炮姜，更以桂末含之即愈"。在《清宫医案集成》所载光绪二十四年光绪帝胃食管反流病案中叙述口舌生疮也是困扰光绪帝的主要症状之一。如六月十七日辰刻病案："惟中州气怯，舌尖起有紫疱，口疮时觉疼痛。谷食略香，消化过慢，有时醋心，卧久胸闷。动转步履稍多，甚觉劳累，气促似喘。"

四、畏寒与发热

恶寒发热是外感病的特征性表现,但也可见于内伤杂病,特别是脾胃疾病。李东垣《内外伤辨惑论·饮食劳倦论》载:"脾胃之气下流,使谷气不得升浮,是生长之令不行,则无阳以护荣卫,不任风寒,乃生寒热,皆脾胃之气不足所致也。"《景岳全书·杂证谟·劳倦内伤》做了进一步阐发:"劳倦一证,即东垣所谓内伤证也。凡疾病在人,有不因外感而受病于内者,则无非内伤。而东垣乃独以饮食失节,劳役不足为内伤,其何故也?盖外感内伤,俱有恶寒发热等证,外感寒热者,即伤寒也;内伤寒热者,即劳倦也。伤寒以外邪有余,多宜攻散;劳倦以内伤不足,多宜温补。然此二者,病多相类,最易惑乱,故东垣特用内伤二字,以为外感之别,盖恐以劳倦之伤,作伤寒之治,则必致杀人矣。"

在胃食管反流病患者中,许多都有发热或者怕冷的现象,属于内伤寒热,从性质上看,为气虚、阴虚、阳虚,或浊气郁滞不通。

阳虚生寒,气虚或郁滞不通亦可以生寒。《叶氏医案存真》说:"脾主营,胃主卫。"脾胃是气血生化之源,脾胃虚气血生化不足,则肺无所敷布,卫气虚不能温煦体表,则自觉寒凉。《临证指南医案·虚劳》载:"朱十二,奔走之劳,最伤阳气。能食不充肌肤,四肢常自寒冷,乃经脉之气不得贯串于四末,有童损之忧。"脾主运化水湿,脾虚水湿内停,湿性寒凉,也会出现身体寒凉。张正文《续貂集》上卷"脾不能制湿,湿自内生"病案:"东邑汪正和,体重节痛,口干无味,大便不调,小便频数,饮食不消,洒淅恶寒,面色不乐。此皆脾虚不能制湿,而湿内生也。"

中焦痞结不通,气机不得周流,机体失于温煦,则寒从内生。《临证指南医案·腹痛》载:"俞十九,腹痛六七年,每发必周身寒凛,吐涎沫而痛止。此诸气郁痹,得涌则宣之象。"清代王孟英《王氏医案续编》之"十八涧徐有堂室"病案:"大凡有形之邪,皆能阻气机之周流,如痰盛于中,胸头觉冷,积滞于府,脐下欲熨之类,皆非真冷,人不易识,吾曾治愈多人矣。"

"阴虚生内热"人所共知,但气虚、阳虚及气机痞结不通也都可能生热。《脾胃论·脾胃胜衰论》云:"夫饮食不节则胃病,胃病则气短精神少而生大热,有时而显火上行,独燎其面,《黄帝针经》云:面热者,足阳明病。"临床所见，有些胃食管反流病患者头面或后背尤其口及鼻周围容易长疮生痘，但面色㿠白，舌淡质嫩，都是气虚之象。阳虚发热是阴气盛虚阳上越，薛立斋称之为"浮火"或"无根之火"。薛立斋《内科摘要·饮食劳倦亏损元气等症》载："凡人饮食劳役起居失宜，见一切火症，悉属内真寒而外假热，故肚腹喜暖，口畏冷物，此乃形气病气俱属不足，法当纯补元气为善。"《景岳全书·杂证谟·火证》云"阳虚者亦能发热，此以元阳败竭，火不归源也"，并进一步解释说"气本属阳，阳气不足，则寒从中生，寒从中生，则阳无所存而浮散于外，是即虚火假热之谓也。而假寒之证，其义亦然。……不可见热云热，见寒云寒，而务察其寒热之本"。

阴虚发热有夜间发作的特点，《临证指南医案·虚劳》说"暮夜热炽，阴虚无疑"，然而有些阳虚发热也发生在夜间，必须仔细甄别。薛立斋《口齿类要·口疮》将阳虚发热的特点概括为"若热来复去，昼见夜伏，夜见昼伏，不时而动，或无定处，或从脚起，乃无根之火也"。《内科摘要·饮食劳倦亏损元气等症》也说"不时发热，是无火也"。《景岳全书·杂证谟·寒热》载："又有下见溏泄，或上见呕恶而潮热夜热者，此元气无根，阳虚之病也。"

中焦气机不通郁阻发热的情况也比较常见，并且也常发生在夜间。《孙文垣医案》载："每午夜背心作胀，气喘，吐痰，发热，必起坐令人揩摩久之始定，面有浮气，右寸关脉滑大有力，此气郁食积痰饮症也。"《徐批叶天士晚年方案真本》载："席（东山，二十九岁），问病已逾年，食饱腹膨，微痛便溏，久嗽痰多，凡越几日，必身熇熇热，此劳伤由脾胃失运，郁而来热，痰多，食不相和，则非地黄滋滞者。"徐灵胎批注说："脾胃失运，郁火生热，蒸动周身，此必有积滞留中，气机不畅达者。"《倚云轩医案·痰饮三妇治法》也记载一例病案："余妾，亦时呼头眩、头痛或脘痛，夜每发热，饮食如常，知其痰饮而夹风温者。与疏解合化饮法不效，乃仍前方服之，使探吐。吐去酸饮苦水盈碗，不但眩痛定，发热亦平，乃知积饮病，亦有发热症，惟发于夜耳。或由荣卫之气凝滞不和，夜分阳气失化，郁热蒸蒸使然乎。"

还有寒热互见的情况，本质是中焦痞结不通或营卫两虚。《徐批叶天士晚年方案真本》载："王（四十二岁），舌白，不饥不渴，气急痰多，食入恶心欲胀,腹鸣,大便不爽,此寒热恶心,为阳伤气痹。"《临证指南医案·虚劳》载:"张十九,阴伤成劳,因减食,便溏,寒热。姑从中治者,以脾为营,胃主卫也。"《张聿青医案·痞气》载:"江左,嗜饮中虚,气失旋运,水谷之气,不化为津,转化为痰。痰阻营卫,寒热交作,必得便解黏腻,痰尽方舒。食入后中脘久痞,脉形濡弱。脾胃愈亏,则浊痰愈甚。"《倚云轩医话·痰饮大便不通妇人心痛论》载:"病痰饮之人,大便每多不通。良由痰饮之积其中脘,阳气必微,饮食不化精微而化痰饮,病必痞满,或泛呕酸苦,或心脘掣痛,或寒热往来,阳明畅通失职,大便结而不通。其治须温其中阳,化其积饮,大便不通自通。"

中焦不通导致的寒热发作一般是阵发的而非持续或规律性的,往往突然发生,特别是常发生在夜间,可因膳食、劳累、阴雨天气诱发;嗳气、捶背等可缓解,甚至排便或矢气后也会减轻,此即《灵枢·经脉》所说的"得后与气则快然如衰"。

内伤寒热互见容易与外感或者疟疾混淆。《临证指南医案·虚劳》载:"汪,脉左小右虚,背微寒,肢微冷,痰多微呕,食减不甘。此胃阳已弱,卫气不得拥护。时作微寒微热之状,小便短赤,大便微溏,非实邪矣。"根据《清宫医案集成》上卷整理的清宫医案,光绪帝也患有胃食管反流病,并且有寒热交替出现的现象。福建人力钧自光绪三十二年被庆亲王奕劻、军机大臣鹿传霖等达官推荐入宫为慈禧和光绪诊病,并且深得光绪信赖。力钧还将为光绪诊病的记录整理为《崇陵病案》,据八月十六日病案,光绪询问自己的寒热交作是否为疟疾,如果不是疟疾,二者有何不同,力钧禀奏说:"寒热往来,原为疟疾现象,但疟疾有定期,或一日一发,或二日一发,或三日一发。其因皆由内热与外寒相拒,或瘴气由口鼻入,或饮食停积不化,一起便有欲呕之象。若外感寒气仅在腠理,血管之热足得汗解;血管之热不足,则寒气深入,故先时发战,直至内热能出以御外寒,而寒始解。此症比疟疾更重,盖疟疾尚是外因,可用表破,内伤之体只宜和解,血气稍调,即须补固。"力钧的回答基本反映出二者的根本区别,疟疾是外邪,发有定时;胃食管反流病的寒热是内伤,发无定时。

总之,在对胃食管反流病进行辨证时,同样可能会对其反酸、烧心、口腔诸症以及恶寒发热的性质产生误辨,因此也必须结合现代医学对胃食管反流病的认识和古代医家所积累的宝贵经验，才能正确把握胃食管反流病的性质。

第六节　微胃食管反流

临床上有部分患者的临床表现符合胃食管反流的发病特点，而客观理化检查结果却不符合现有胃食管反流病的诊断标准，从中医学角度可以称之为微胃食管反流。

一、概念

微胃食管反流(slight gastroesophageal reflux)，简称微反流(slight reflux)，是介于正常与符合现有确诊胃食管反流病检测标准之间的一种反流状态。与微反流相近的一个概念是静息性反流(silent reflux)，这是由英国学者 Kennedy JH 在 1962 年提出的。静息性反流是指虽无典型反流症状，但理化检查为阳性的反流状态；微反流是既无典型反流症状，又无阳性理化检查结果。

微反流的反流物多为气态，由于量少而微，现有理化检查方法尚无法探查到或者检测结果达不到现有的诊断标准，如微小的食管裂孔疝以及酸反流事件频次和程度不符合诊断最低标准。据估计高达 50%～90% 的胃食管反流病患者合并有食管裂孔疝，通常胃镜下胃食管结合部与膈肌脚的分离距离 > 2cm 才被诊断为食管裂孔疝，而胃食管结合部仅上移 0.5～2cm 的微小裂孔疝常被忽视。食管 24 小时 pH 监测也不是诊断胃食管反流病的"金标准"，虽然采用无绳胶囊延长检测时间可以提高反流检测的敏感性和准确性，但仍有部分反流病患者达不到诊断标准。据统计，酸反流在反流性食管炎患者中阳性率 > 80%，在非糜烂性胃食管反流病患者中阳性率为 50%～75%，也就是说还有至少 20% 可以确切诊断为胃食管反流病患者的酸监测结果不符合诊断标准。

把这些临床表现为胃食管反流但不符合现有诊断标准的患者可以称之为微反流，需要结合中医理论进行辨证，也是中医的特色所在。

二、表现

微反流的患者通常缺乏胃或食管的表现，而是以食管外症状为主。从中医学角度看，微反流的基本病机也是脾胃气机升降失调，胃气上逆是主要病理状态。胃中浊气沿食管上扰，可影响到咽喉、气管、肺、口腔、耳、鼻、目、颜面等相关联部位。

对微反流的认识，需要结合中医理论，是中医特色所在。尽管微反流不被患者感知，也不能被现有检查检测手段发现，但结合临床征象及其发病特点，仍然可以帮助诊断胃食管反流病。具体包括以下几个方面。

第一，与胃食管反流病相关的食管外症状。举凡与食管有直接或间接关联的器官组织，包括咽喉、气管、肺、口腔、耳、目、鼻、心脏、脊背等，临床表现为慢性咳嗽、哮喘、呼吸困难、打鼾；咽干、咽喉疼痛、咽部异物感；口气重、口中酸苦咸味；牙龈肿痛、容易出血、牙齿松动容易脱落；耳鸣、耳聋、聤耳、耳内湿疹；眼红肿疼痛、眼溢泪流脓；鼻塞、流涕、不闻香臭；心房颤动、心律失常、冠心病心绞痛；脊背疼痛、寒凉或者发热等。

第二，胃中浊气向上熏蒸的表现。头发或颜面油腻、口气或体气重、外耳道油腻、眼屎多、舌苔厚腻等。

第三，脾胃气虚的表现。食少、口淡无味、餐后腹胀、大便溏薄或有不消化食物、腹胀、身体沉重、神疲倦怠、身体或面色纯白或面色萎黄、口角流涎、舌体色淡胖大有齿痕等。

第四，慢性病程，自幼年发病或有家族史。平素体质差，不耐寒也不耐热，容易感冒，季节交替时容易发病。

第五，诱发或加重因素。微反流都发生在夜间卧位，所以夜间、晨起发作或加重；进食、劳累、天气变化会诱发或使病情加重；可伴有睡眠障碍，如睡眠浅、容易觉醒、频繁变换体位、多梦梦魇。

第六，常规诊疗无效。这类患者使用常规方法治疗无效，因此常常被冠以难治之名，如难治性哮喘、难治性烧心、难治性咳嗽、难治性睡眠障碍等。

三、危害

虽然微反流的反流物量少而微，但其实际危害绝不轻微，微量反流物经年累月对靶器官的损伤可能比典型反流更严重，危害更大。临床所见，有些患者多年反酸烧心，但胃镜检查食管可能无异常或者仅仅是反流性食管炎，而微量反流的患者，少数可能会因为食管超敏而表现为烧心，多数都以食管外症状为主。由于没有消化道症状，患者往往不能正确选择科室就诊，医生也缺乏对这种胃食管反流病的认知，同时由于咽喉、气管、肺、口腔、耳、鼻、眼等部位黏膜对胃酸、胃蛋白酶等没有任何防御能力，所以导致这些部位的组织长期受到损伤而得不到纠正，最终导致靶器官的严重损害，如听力丧失、牙齿松动脱落、鼻息肉、鼻咽癌、声带息肉、喉癌、慢性阻塞性肺疾病、间质性肺炎、肺纤维化等，儿童还可能影响其生长发育。

微反流概念的提出将填补明确的临床表现和阴性客观检查之间的空白，缩短临床实践与现有理化检测技术水平之间的差距。自此，临床医生可以不受限于客观检查结果的支持，可根据患者临床症状、发病特点并结合穴位探压进行诊断，对于轻度、早期、易于误诊、临床表现复杂的胃食管反流病诊治具有十分重大的意义，能延缓或阻止靶器官不可逆损害的发生，提高患者生活质量。

第七节　基本证型

每个证型一般包括主要症状、次要症状和舌脉等体征。其中，最主要、最突出的病症为主症，能基本反映出病变的部位和性质，是辨证的关键。但是，在对胃食管反流病进行辨证时，抓主症可能不完全适用。首先，作为胃食管反流病的主要症状，反酸或者烧心并不能准确反映疾病的部位和性质，甚至有误辨的可能。其次，对于那些以食管外症状为主且缺乏典型反流表现以及微反流的患者，如果遵循抓主症的原则很容易抓错主症，导致误辨。误辨的结果就是误治。明代医家薛立斋就指出将反酸误辨为热而误治的后果，《保婴撮要·吞酸》载："东垣云邪热不杀谷，苟误认为实热，概用寒凉之剂，而变为中满呕吐反胃之症者，皆末传寒中之败症也。可不慎欤！"《续名医类案·吞酸嘈杂》记载张景岳叙述的一例吞酸因误辨致死病案："予向在都中治一缙绅，病吞酸，告以为寒，彼执为热，坚持造酒之说，以相问难，莫能与辨，竟为芩、连之属所毙。此见理不真而固执，以致酿成大害者。"

因此，在对胃食管反流病进行辨证时，需要发挥中西医各自的优势。一方面要从西医角度理解胃食管反流病的症状特点及其发病机制，对于有典型反流症状同时伴有吞咽困难、呕血、短时间内体重下降明显等报警症状的患者，必须先行西医检查。另一方面，对于无典型反流症状但疑似反流的患者，可以根据具体情况结合胃镜、食管pH监测、食管测压等明确疾病诊断，或者结合中医脾胃升清降浊理论，在此基础上辨证分型。对于那些有反酸、烧心症状的胃食管反流病患者，应该以这些典型症状作为主症，然后结合舌脉及其他兼症进行辨证。对于没有典型反流症状并以食管外症状为主的情况，则以患者的主诉作为主要症状，如胃脘痛、心下痞、嗳气、胸痛、咳嗽、哮喘、喉痹、梅核气、口腔诸疾、耳鼻目疾、背痛、睡眠障碍等，同时结合胃食管反流病的症状和病机特点进行分析辨证。无论是有典型症状还是以食管外症状为主，基本证型都是一样的，临床常见的证型有以下10种。

脾胃气虚：食少纳呆，口淡无味，餐后腹胀，嗳气，头晕，倦怠乏力，大便溏薄或完谷不化，面色㿠白或萎黄，舌胖大有齿痕，色淡有瘀斑，苔少或剥脱，脉细弱。

脾胃虚寒：食少纳呆，胃脘疼痛，喜温喜按，遇寒或吃寒凉食物加重，神疲肢倦，畏寒肢冷，手足不温，大便溏薄或泄泻，完谷不化，舌淡，苔薄白或水滑，脉细弱或沉迟。

胃阴不足：食少纳呆，口咽干燥，皮肤干燥，烦躁少寐，手足心热，大便干，小便短黄，舌红少津，苔少或花剥，脉细数。

肝郁脾虚：急躁易怒，抑郁或焦虑，胸胁胀满，善太息，食少纳呆，口淡无味，胃脘痞满，腹胀，大便溏薄或完谷不化，舌紫暗，苔白腻，脉弦细。

肝胃不和：急躁易怒，抑郁或焦虑，胸胁胀闷，善太息，胃脘胀痛，嗳气,舌紫暗,苔白厚腻,脉弦。

上热下寒:胸中灼热,烦躁不宁,失眠多梦,胃脘疼痛,腹胀腹泻,吃寒凉食物或遇寒加重,手心热,下肢不温,咽干口渴,反复口疮,舌紫暗,苔薄白或薄黄,脉细数。

痰浊中阻:形体肥胖,身体沉重,咳嗽痰多,打鼾,声音嘶哑,吞咽困难,舌胖大有齿痕,色紫暗,苔白厚腻,脉濡滑。

瘀血阻络:胃脘刺痛,胸骨或后背疼痛,吞咽困难,呕血或黑便,舌紫暗或有瘀斑,苔薄白,脉细涩。

肝胃郁热:烦躁易怒,胸胁胀满,善太息,失眠多梦,眩晕,头痛,多食易饥,口干口苦,大便秘结,小便短赤,舌红,苔黄腻,脉弦数。

胆热犯胃:食少腹胀,胁肋胀痛,厌油腻,恶心呕吐,烦躁易怒,失眠多梦,口苦,咽干,舌红,苔黄,脉弦数。

第八节　治疗原则

中医治病的基本原则可以概括为治本、治标和标本兼治。本是相对标而言的,本是主要的或者矛盾的主要方面,标是次要的或者矛盾的次要方面。标本有多种含义,可用以说明病变过程中各种矛盾的主次关系,如正邪对比,正气是本,邪气是标;病因与疾病对比,病因是本,疾病是标;病机与临床表现对比,病机是本,临床表现是标;疾病发生的先后对比,旧病是本,新病是标;原发与继发疾病对比,原发病是本,继发病是标。在上述矛盾中,临床表现与病机是最主要的一对。临床表现包括一切可见、可感知或通过仪器可检测到的症状和体征,辨证所求之"本"主要就是探求临床表现的病机。《素问·阴阳应象大论》云"治病必求于本",治疗任何疾病都不要被疾病局部的表象所迷惑,应当从整体着眼,探明疾病根本之所在,针对病机进行治疗,临床表现就会自然消失。

中医在辨识胃食管反流病时,也首先必须区分临床表现和病机这对矛盾,并以针对病机治本为主要治疗原则。

一、标与本

《素问·标本病传论》说"知标本者,万举万当,不知标本,是谓妄行",又说"言标与本,易而勿及",既强调了辨别标与本对指导临床施治的重要性,也说明落实到具体的实践中却很难辨别本与标。《景岳全书·传忠录中》特别强调说:"万事皆有本,而治病之法,尤惟求本为首务",并且坦陈"医之为难,难在不识病本而施误治耳"。张氏所言的确是经验之谈,也是对《素问·标本病传论》的最好诠释。究其原因,临床表现是表象,显而易见,而病机是隐藏在表象后面的本质,必须结合中西医基础理论和实际操作才能把握,辨证的过程就是透过现象看本质。

胃食管反流病是以胃(包括十二指肠)内容物沿着食管向上逆行命名的疾病。尽管胃内的酸性物质是造成各种损害的主要原因,但反酸并不意味着胃酸分泌过多,大部分患者的胃酸分泌处于正常水平,有些甚至存在胃酸分泌不足的情况,只是胃酸到了不该去的地方,是酸错位。胃食管反流病由于其症状表现的复杂性和特殊性,在辨别标本时尤其需要注意。

胃内容物刺激食管、咽喉、气管、口、鼻、耳、眼等部位的黏膜导致各种食管及食管外损害都是标,包括这些部位的主观症状,也包括胃镜下所见病理改变,以及食管 pH 监测和胃蛋白酶测试结果等。

从中医学角度看,胃食管反流病的"标"还不仅仅局限于上述征象,所有与胃食管反流病相关的症状和体征都是标,如胃中浊气向上熏蒸还能导致头痛、眩晕、头蒙如裹,以及头发、面部、耳孔油腻等。中焦痞结不通导致胃脘嘈杂、胀痛,食少、饮食难消、餐后倒饱;入睡难、睡眠浅、夜间觉醒、多梦、梦魇,频繁变化体位;局部或者周身寒凉、发热或者忽凉忽热、上热下寒或内热外寒;脊背疼痛、胀闷不舒,或者按之疼痛;大便秘结、小便短少。脾失健运导致口渴口干、便溏、完谷不化、不耐凉热、消瘦、神疲、肢体倦怠、女性月经量少或闭经等。

胃和十二指肠内容物沿着食管向上逆行是本病的症结所在。反流的发生机制可以分为两类,一类是由结构改变引起的,如大的食管裂孔疝或者食管或胃的手术后,这部分比较少见。另一类是由食管和胃动力障碍引起的,特别是食管下括约肌功能减弱、食管酸廓清能力下降、食管动力紊乱、胃排空延迟,是临床常见的情况。

从中医学角度看,胃食管反流病的"本"不仅与胃和食管有关,还与脾关系密切。胃主受纳,其气浊,以降为顺;脾主运化,其气清,以升为健。二者一纳一化,一降一升,既有分工又有协作,共同完成对营养的吸收和对糟粕的排泄。如果胃不受纳,脾失健运,脾胃气机升降失调,则清气不升,浊气不降,造成上至头面下至四肢乃至全身的症状。

胃食管反流病之病本在中焦,影响到上焦是中损及上,影响到下焦是中损及下,最后三焦俱病。胃食管反流病的"标"虽然纷繁复杂,上至头面,下至手足,内而脏腑外而皮毛,但其"本"在中焦,只要抓住了脾胃气机升降失调这个基本病机,就能准确把握各种现象之间的内在联系,避免误诊误辨,也为正确治疗奠定了基础。

二、治标与治本

治标与治本是两种性质不同的治疗策略,结果自然也不同。治标是针对症状治疗,头痛医头脚痛医脚;治本是根据病症发生的机制治疗,是从根本上解决问题。当前西医治疗胃食管反流病时,主要采取治标策略,也可以称为治酸,即通过抑制胃酸分泌减轻酸性反流物对食管等黏膜的损伤,首选药物是以奥美拉唑为代表的质子泵抑制剂(PPIs),近些年又研发出抑酸作用更强大持续作用更长久的钾离子竞争性酸阻滞剂(P-CAB)。

质子泵抑制剂能显著降低反流物中的酸度,对反流性食管炎和酸性反流的症状改善作用较好,但对于许多胃食管反流病患者而言,抑酸的弊端是显而易见的。第一,强力抑酸会使原本不足的胃酸分泌更加减少,导致消化能力进一步下降,部分患者出现食少、腹痛、胀气、腹泻、恶心及呕吐等不良反应,还有些患者反流症状加重。第二,质子泵抑制剂治疗通常建议服用8～12周,但停药后半年的食管炎与反流症状复发率高达80%～90%,所以许多患者不得不长期服用维持治疗,而长期使用有增加骨折、自发性腹膜炎、难辨梭状芽孢杆菌感染性腹泻、呼吸系统感染等风险。第三,约有40%的胃食管反流病患者即使服用高剂量质子泵抑制剂(使用双倍标准剂量的时间至少达12周)治疗,胃内容物反流引起的症状仍然无明显好转，被称为难治性胃食管反流病。难治性胃食管反流病之所以"难治"，是因为抑制胃酸只是减少反流物中的酸度，但对反流本身没有任何影响，对酸性反流导致的损害有效，但由于强大的抑酸作用，可能使原本酸性反流转变为弱酸反流，而后者也是常见的难于用质子泵抑制剂治疗的原因。并且除了胃酸，反流物中的胃蛋白酶、胆盐、胰蛋白酶，甚至任何胃内容物，都可能会对咽喉、气管、肺、耳、眼等造成伤害，抑酸治疗对这些反流物均无任何作用。

从中医学角度看，通过抑酸治疗胃食管反流病是原则性的错误，可能使原本不足的胃酸分泌更加减少，导致消化能力下降，短期内症状得到缓解，长远看则是弊大于利，可以说治标同时却伤害了"本"。这种见酸治酸的方法，是见病治病。明代周慎斋之《慎斋遗书》列"辨证施治"专篇，并说："见病医病，医家大忌。盖病有标本，多有本病不见而标病见者，有标本相反不相符者，若见一证，即医一证，必然有失；惟见一证而能求其证之所以然，则本可识矣。"叶天士也坚决反对对症治疗，《临证指南医案·虚劳》说："见病治病，谅无裨益！"

治本策略也可以称为治反，是通过调整食管和胃肠道的动力，使胃内容物自然下行。1995 年美国胃肠病学会制定的《胃食管反流病诊疗指南》就明确指出：如果食管和胃动力问题能被纠正，反流就会得到控制，也就无需再使用抑制正常胃酸分泌的治疗手段。对于少数结构异常导致的反流，如大的食管裂孔疝，通过手术修补裂孔疝，重建胃食管结合部的高压带，是根本的解决办法。而对于功能性的食管和胃动力异常，理论上讲可以通过调整胃肠动力药物使其恢复到正常状态，然而到目前为止，无论传统的促胃动力药物还是针对食管下括约肌一过性松弛的GABA β 受体激动剂（如巴氯芬），都因为疗效不确切和诸多严重的中枢神经不良反应而被限制使用。

从中医学角度看，胃食管反流病的病本在中焦，治疗的重点应该放在健脾和胃上。正如《景岳全书·杂证谟·吞酸》所说："若胃中阳气不衰，而健运如常，何酸之有？"《临证指南医案·泄泻》云："读东垣《脾胃论》，谓脾宜升则健，胃宜降则和。"脾健则升，胃和则降，脾健胃强，则清者自升，浊者自降，不治酸而酸自止。通过强健脾胃，可以实现临床治愈，再给予合理的饮食及生活方式的指导，就能防止复发。

三、治本原则的注意事项

胃食管反流病是慢性疾病，除了少数严重食管溃疡、咯血、吞咽困难，以及由于反流物刺激气道导致的窒息等情况，需要依据急者治标的原则进行对症处理，绝大多数情况都适合缓则治本的原则，无论典型症状还是食管外症状，都要以治本为要务。

治本与治标的区别显而易见。凡是见病治病都是治标，治本则是针对病机治疗。《景岳全书·传忠录上》在解释《内经》"治病必求于本"时，引用同时代名医王应震的话说："《医诊治法》有曰：见痰休治痰，见血休治血；无汗不发汗，有热莫攻热；喘生休耗气，精遗不涩泄；明得个中趣，方是医中杰。行医不识气，治病从何据？堪笑道中人，未到知音处。观其诗意，皆言不治之治，正《内经》求本之理耳，诚格言也。"

胃食管反流病临床表现复杂，有些症状又有特殊性，在制定具体治疗策略时，更要避免落入"见病治病"的窠臼。临床上主要有以下几种情况可以参考。

（一）见酸不治酸

反酸是胃食管反流病的典型和特征性症状。反酸的主要病机是胃气上逆，但其本往往在脾胃气虚或虚寒，当以培补中气为主，不治酸而酸自止。薛立斋认为诸病以虚为本，在所著病案中就有一些采用补益中气治疗反酸的实例。《内科摘要·脾肾虚寒阳气脱陷等症》载："一儒者，四时极喜热饮食，或吞酸嗳腐，或大便不实，足指缝湿痒，此脾气虚寒下陷。用六君加姜、桂治之而愈。稍为失宜，诸疾仍作，用前药更加附子钱许，数剂不再发。"《校注妇人良方·调经门》载："一妇人性沉多虑，月经不行，胸满少食，或作胀，或吞酸。余以为中气虚寒，用补中益气加砂仁、香附、煨姜，二剂胸膈和而饮食进。更以六君加芎、归、贝母、桔梗、生姜、大枣数剂，脾胃健而经自调矣。"张景岳也特别强调要温补脾胃治疗吞酸，《景岳全书·痞满》载："若中焦不暖，或嗳腐，或吞酸而痞满者，非温补不可。"

古籍中还有一些温补脾胃治疗反酸的病案。《续名医类案·吞酸嘈杂》记载一位医家治疗吞酸经验："陈三农治一妇，每食止碗许，稍加，非大便泄泻即噫腐吞酸，腹胀痞闷。此脾虚寒不能化也，用六君子加茱、连、藿香、香附、砂仁、神曲、煨姜而愈。"《王九峰医案·中卷·积聚》也记载有两则验案："胃阳衰微，阴寒凝结，嗳噫吞酸，胸痞，不饥不食，脉来细数，非食停中脘，乃阳气不升作滞，是阴翳也，议理中主治"；"嗳腐吞酸，胸痞不食，寒滞中焦，脾阳不运，脉来小駃于迟，法当温暖中土。"

一些医家受西医抑酸治疗理念影响，对以反酸为主的患者常常配伍加入煅瓦楞子和乌贼骨等有中和胃酸作用的药物，是见酸治酸。有些医家依据传统的肝味酸和火郁生酸理论，又重用疏理肝气或者苦寒清泻之品，这种误辨的根源也是见病治病。《景岳全书·杂证谟·嘈杂》说"脾胃虚寒嘈杂者，必多吞酸，或兼恶心，此皆脾虚不能运化滞浊而然，勿得认为火证，妄用寒凉等药"，并且强调"若无热证热脉可据，而执言湿中生热，无分强弱，惟用寒凉，则未有不误者矣。"

薛立斋医书所载病案中这样误辨的例子最多，兹举《内科摘要·脾胃亏损吞酸嗳腐等症》两则病案："一妇人性沉静多虑，胸膈不利，饮食少思，腹胀，吞酸，面色青黄，用疏利之剂。余曰：此脾虚痞满，当益胃气，不信，仍用之，胸膈果满，饮食愈少。余以调中益气加香砂、炮姜渐愈，后以六君、芎归、贝母、桔梗、炮姜而愈"；"一妇人吞酸嗳腐，呕吐痰涎，面色纯白，或用二陈、黄连、枳实之类，加发热作渴，肚腹胀满。余曰：此脾气亏损，末传寒中。"《校注妇人良方·疮疡门》也记载了一例被误辨为火热的病案："一疬妇面黄体倦，咽酸嗳气。余以为中气虚弱，欲用补中益气汤加茯苓、半夏。不信，反降火利气，胸膈痞满，疬疮肿痛。又散坚利气，嗳气不绝，大便不实，四肢时冷。余曰：今变中气虚寒矣。用六君子汤加姜、桂，少用升麻、柴胡，渐愈，更佐以补中汤寻愈。"清代李用粹《旧德堂医案》之"案二十"也载有一例类似病案："青溪何伊祥之内，患吞酸已二十余载矣。因病随年长，复加恚怒，胸膈否塞，状若两截，食入即反，肢体浮肿。治者非破气消导，即清痰降火，投剂累百，未获稍安。邀予治之，左三部弦大空虚，右寸关沉而带涩，乃苦寒伤胃，清阳下陷之征也。"

（二）见咳不治咳

胃食管反流导致的咳嗽病本在中焦脾胃，通过调理脾胃使胃中浊气顺降，肺气亦自然肃降，不治咳而咳自止。虽然受时代局限，古代医生不可能认识到胃食管反流病导致咳嗽的机制，但古人根据五行理论，从脾胃论治咳嗽的经验颇值得借鉴。《慎斋遗书·辨证施治》云："万物从土而生，亦从土而归，补肾不若补脾，此之谓也。治病不愈，寻到脾胃而愈者甚众。凡见咳嗽、自汗、发热，肺虚生痰，不必理痰清热，土旺而痰消热退。"秦景明《大方医验大成·虚损章》云："一人六脉浮数，按之豁然，此病后脾气大虚，脾气一虚则肺金先损，盖土不生金也。脾虚则不能摄涎，肺燥则多咳嗽，况脾湿动而生痰，亦令人咳。治须大补中气，中气旺则肺自安，不必治咳，而咳自安矣。"

《景岳全书·杂证谟·脾胃》云："故善治脾者，能调五脏，即所以治脾胃也；能治脾胃，而使食进胃强，即所以安五脏也。"脾属土，肺属金，培土能生金，养脾土可以安肺金。《景岳全书·杂证谟·咳嗽》引述王节斋和徐东皋的治咳经验："（王节斋）食积成痰，痰气上升，以致咳嗽，只治其痰，消其积，而咳自止，亦不必用肺药治咳也"；"（徐东皋）凡咳嗽之人，气体虚弱者，用泻气药多不效，间有效者，亦必复作，若此者，并宜补益而嗽自愈。"清代王旭高也特别重视培土生金法，《王旭高临证医案·虚劳门》云："益元气，补脾土，土旺而金自生，气足而力自足"；"惟胃中阳虚，呕酸水痰涎，症成劳损，今当扶土生金。"

在治疗脾胃虚弱导致的咳嗽方面，叶天士的经验非常丰富。《临证指南医案·咳嗽》云："从来久病，后天脾胃为要。咳嗽久，非客症，治脾胃者，土旺以生金，不必穷究其嗽。"在具体治疗上，叶氏主张以甘药养胃阴为主治疗。《种福堂公选良方》载："古称肺乃柔金，胃为阳土。已经百日缠绵，开提半属苦辛，辛泄肺气，苦再伤胃，致不思纳食。议甘药濡胃润肺，胃汁自充，肺气自降，土旺金生，古贤定法。"《临证指南医案·咳嗽》云："劳损咳嗽，用建中法得效，乃无形之气受伤，故益气之药气醇味甘，中土宁，金受益。"《叶氏医案存真》云："喉痒呛甚，形寒忽热，今早便溏，卧醒咽干，不为口渴。议养胃阴以供肺。"叶氏的养胃阴不是用地黄等滋腻之品补阴，而是使用甘平或甘凉濡润之剂，使胃之津液来复，则胃气自然下降，不治咳而咳自止。《徐批叶天士晚年方案真本》载："陆（西津桥，二十二岁），节令嗽血复发，明是虚损，数发必重，全在知命调养。近日胸脘不爽，身痛气弱，腻滞阴药姑缓。议养胃阴。"徐灵胎批注说："养胃阴所以降逆气也，以复从头走足之常。"

　　胃食管反流病导致的咳嗽一般病程都比较长，有些患者自幼发病，因为饮食劳倦或寒暑失宜而诱发或加重，迁延难愈。秦景明《症因脉治·咳嗽总论》载"张三锡曰百病惟咳嗽难治"，反流性咳嗽就属于这样的情况，难治的原因与见咳治咳有很大关系。《临证指南医案·郁》说"见症乱治，最为庸劣"，胃食管反流病导致的咳嗽病本脾胃虚弱，如果用苦寒或滋腻之品治咳，不但无益还更伤胃气，虚者益虚，愈治而病愈深。《临证指南医案·吐血》云："今医见血投凉、见嗽治肺最多，予见此治法，胃口立即败坏者不少。"《叶天士晚年方案真本·杂症》云："理嗽肺药，必伤胃气"；"世俗医者见血见嗽，以滋降清肺治法。滋必滞腻，理嗽清寒，此中阳久困不苏，堕入劳损矣"。《临证指南医案·咳嗽》云："凡寒凉止血理嗽，不但败胃妨食，决无一效。从仲景元气受损当进甘药，冀胃土日旺，柔金自宁。"

（三）见喘不治喘

　　胃食管反流所致的哮喘病本在中焦脾胃，其病机与反流导致的咳嗽相同，治疗亦当以健脾胃降逆气为主。黄元御《四圣心源·杂病解下·齁喘根原》对"齁喘"病因、病机的分析以及《素灵微蕴·齁喘解》所载治疗赵彦威案例，很接近胃食管反流病所致哮喘。黄元御认为齁喘的基本病机为肺胃不降，根源则在中气虚，中气是阴阳升降的枢轴，中气虚损则脾不上升而清气常陷，胃不下降而浊气常逆，在治疗上提出"法当治中以培升降之用，燥土而拨转运之机，所谓发千钧之弩者，由一寸之机，转万斛之舟者，由一桨之木也。"（《素灵微蕴·齁喘解》）可能正是目睹临床脾胃虚弱导致哮喘在治疗上的混乱局面，他才谆谆告诫："若服清润之剂，中脘愈败，肺气更逆，是庸工之下者也。"（《四圣心源·杂病解下·齁喘根原》）

　　哮喘一般都是慢病久病，《临证指南医案·哮》共有 6 个病例，其中有 4 例是"宿哮"，另有一例是"新邪引动宿邪"。南宋张杲《医说》谓"古人言肺病难愈"，喻嘉言《寓意草》"论浦君艺喘病证治之法"说"人身难治之病有百症，喘病其最也"，俗语也有"名医不治喘，治喘不露脸"，都说明哮喘难治,但难治的根源很可能是不能辨明病本,见喘治喘。

一般认为哮喘与肺肾相关,实喘在肺,虚喘在肾。对于胃食管反流病引起的哮喘,如果固执此说,效果可想而知,但如果从脾胃的角度,通过健脾胃降逆气,治胃以安肺,则不治喘而喘自平。《临证指南医案·哮》华玉堂注云:"若夫哮症,亦由初感外邪,失于表散,邪伏于里,留于肺俞,故频发频止,淹缠岁月。更有痰哮、咸哮、醋哮、过食生冷及幼稚天哮诸症,案虽未备,阅先生之治法,大概以温通肺脏、下摄肾真为主。久发中虚,又必补益中气。其辛散苦寒、豁痰破气之剂在所不用,此可谓治病必求其本矣。"《临证指南医案·哮》载:"邹七岁,宿哮肺病,久则气泄汗出,脾胃阳微,痰饮留着,有食入泛呕之状。夏三月,热伤正气,宜常进四君子汤以益气,不必攻逐痰饮。"

方耕霞《倚云轩医论·肾为胃关胃亦为肾关说》云:"痰饮易病喘不得卧,饮积于胃也。古人谓虚喘治肾,实喘治肺,此固有理,不知胃病居大半。试观天地之升降,天气下降入于黄泉,必由地面而渐下;地气上腾,亦必由黄泉而出地面而上升。胃为地面之阳土,夫人知之,胃虽属腑,乃一身之橐籥,犹自鸣钟之法条也,若胃家顺化失常,肾气不能独治,则喘逆肿胀之病生焉,此胃亦为肾关之说也。"此论虽是关于痰饮致喘,也与胃食管反流性哮喘的病机一致,治疗上自然也可以采取同样的原则。

(四) 见痰不治痰

胃食管反流病导致的咳嗽,有干咳少痰甚至无痰者,也有痰多者。脾为生痰之源,治痰当健脾胃,叶天士说"治痰须健中"(《临证指南医案·眩晕》)。《临证指南医案·痰饮》云:"不必见痰搜逐,但护中焦脾胃,使阳气健运不息,阴浊痰涎,焉有窃踞之理?"见痰不治痰,反流导致的咳嗽痰多也要遵循这个原则。薛立斋《校注妇人良方·妊娠泄泻方论》载:"边太常侧室,妊娠泄泻,自用枳、术、黄连之类,腹闷吐痰,发热恶寒,饮食到口即欲作呕,强匙许,即吞酸不快,欲用祛痰理气。余曰:此因脾胃伤而痰滞中脘,若治痰气,复伤脾胃矣。遂以参、术、炮姜为末,丸如黍粒,不时含咽三五丸,渐加至三日后,日进六君子汤而寻愈。"

像薛立斋和叶天士一样,张景岳是治痰高手,也是治疗胃食管反流病的大家。《景岳全书·杂证谟·痰饮》说："故善治痰者，惟能使之不生，方是补天之手。"《景岳全书·杂证谟·痰饮》说："尝闻之立斋先生曰：使气血俱盛，何痰之有？余于初年，颇疑此言，而谓岂无实痰乎？及今见定识多，始信其然也。何以见之？盖痰涎之化，本由水谷，使果脾强胃健如少壮者流，则随食随化，皆成气血，焉得留而为痰？惟其不能尽化，而十留一二，则一二为痰矣，十留三四，则三四为痰矣，甚至留其七八，则但见血气日削，而痰涎日多矣，此其故正以元气不能运化，愈虚则痰愈盛也。"《景岳全书·杂证谟·痰饮》并引徐东皋之说："脾胃为仓廪，所以纳谷，因脾弱不能营运，致血气失于滋养，故不周流，气道壅滞，中焦不能腐谷，遂停滞而为痰为饮。其变为寒为热，为喘为咳，为呕吐，为反胃，为肿满，为眩运，为风痫，为嗳气，为吞酸嘈杂，为噎膈，为怔忡，为疼痛之类，不可尽状，是皆痰之变病，而其源则出脾湿不流，水谷津液停滞之所致也。"以上诸症中，喘咳、反胃、肿满、吞酸嘈杂、噎膈、怔忡，都可能与胃食管反流病有关联。张景岳在临床实践上就遵循此原则，《景岳全书·杂证谟·恶心嗳气》云："若脾胃微虚生痰，或兼吞酸嗳腐，咳嗽，恶心者，宜六君子汤。"

清代医家张聿青也尊崇见痰不治痰之说。《张聿青医案·痞气》载："江左，嗜饮中虚，气失旋运，水谷之气，不化为津，转化为痰。痰阻营卫，寒热交作，必得便解黏腻，痰尽方舒。食入后中脘久痞，脉形濡弱。脾胃愈亏，则浊痰愈甚。前人有见痰休治痰之说，宜以脾胃为本。"

若使用峻利之剂见痰治痰，则中气益虚，痰浊更重。薛立斋《外科心法》：载"一人胃弱痰盛，口舌生疮，彼服滚痰丸愈盛，反泻不止，恶心困倦。此胃气被伤也。予以香砂六君子汤，数剂少可。再以补中益气汤加茯苓、半夏，二十余剂而愈。夫胃气不足，饮食不化，亦能为痰。补中益气，乃治痰之法也。苟虚证而用峻利之剂，鲜不危哉！"《景岳全书·杂证谟·非风》云："薛立斋曰若脾气亏损，痰客中焦，闭塞清道，以致四肢百骸发为诸病者，理宜壮脾气为主，兼佐以治痰，则中气健而痰涎自化，非补中益气、参术、二陈之类不能治，最忌行气化痰及倒仓之法。"《临证指南医案·胃脘痛》云："攻痰破气，不去病，即伤胃，致纳食不甘，嗳噫欲呕，显见胃伤阳败。"《临证指南医案·痰》华岫云注："痰症之情状，变幻不一。古人不究标本，每著消痰之方、立消痰之论者甚多。后人遵其法而用之，治之不验，遂有称痰为怪病者矣。"

（五）见热不治热

胃食管反流病所见发热的主要病机是气虚、阳虚或者中焦痞结不通，此类热证当以甘温或者甘凉之法，补气温阳，不治热而热自除。李东垣依据《素问·至真要大论》"劳者温之"的原则，创立甘温除大热法，以补中益气汤治疗脾虚发热。《脾胃论·饮食劳倦所伤始为热中论》云："经曰：劳者温之，损者温之。盖温能除大热，大忌苦寒之药，损其脾胃。脾胃之证，始得则热中，今立治始得之证。"薛立斋《内科摘要·饮食劳倦亏损元气等症》云："夫阴虚乃脾虚也，脾为至阴，因脾虚而致前症，盖脾禀于胃，故用甘温之剂以生发胃中元气，而除大热。"

叶天士也以《内经》"劳者温之"为指导，并根据胃为阳土，喜柔润，以降为顺的特点，创立了养胃阴降胃气的方法，对脾胃气虚发热更有实际意义。《临证指南医案·脾胃》华岫云注："观其立论云纳食主胃，运化主脾，脾宜升则健，胃宜降则和。又云：太阴湿土，得阳始运；阳明燥土，得阴自安。以脾喜刚燥，胃喜柔润也。仲景急下存津，其治在胃；东垣大升阳气，其治在脾。此种议论，实超出千古。故凡遇禀质木火之体，患燥热之症，或病后热伤肺胃津液，以致虚痞不食，舌绛咽干，烦渴不寐，肌燥熇热，便不通爽，此九窍不和，都属胃病也，岂可以芪、术、升、柴治之乎？故先生必用降胃之法。所谓胃宜降则和者，非辛开苦降，亦非苦寒下夺，以损胃气，不过甘平，或甘凉濡润，以养胃阴，则津液来复，使之通降而已矣。此义即宗《内经》所谓六腑者，传化物而不藏，以通为用之理也。"

对于脾胃气机升降失调所致的内伤发热，滋腻或苦寒都属禁忌。滋腻药物碍胃滞脾，《临证指南医案·遗精》说："今纳谷少而不甘，胃气既弱，滋腻先妨胃口。"如果用苦寒清泻，见热治热，会更伤脾胃，越治火越盛，脾胃越虚。《倚云轩医话·咳嗽论》说"苦寒之性最伤中气"。《景岳全书·杂证谟·火证》说："若以阳虚发热，则治宜益火，益火之法，只宜温热，大忌清凉。"《景岳全书·杂证谟·寒热》说："大都阳实者，宜泻其阳，泻阳者，宜用苦寒；阴虚者，宜补其阴，补阴者，宜用甘凉。惟阳虚一证，则身虽有热，大忌寒凉，此则人多不识也。"

按理区分虚火实火并不难，实火宜清，虚火宜补，人所共知，但临床上见火清火却不少见。秦景明《大方医验大成·呕吐章》载："一人呕吐痰涎，发热作渴，胸膈痞满，用清气化痰降火之剂，前症益甚，痰涎愈多，六脉浮洪而大，按之不鼓。此系脾胃气虚，虚阳上越之症，正所谓内真寒而外假热也。治当温补脾胃，升发元阳，则诸症自退矣。"薛立斋《内科摘要·饮食劳倦亏损元气等症》云："世以脾虚误为肾虚，辄用黄柏、知母之类，反伤胃中生气，害人多矣。"黄元御《四圣心源·杂病解中·泄利根原》云："久泄不已，相火郁升，往往喉舌生疮，疮愈则利作，利止则疮发。口疮者，胆胃之逆甚；下利者，肝脾之陷剧也。迭为盛衰，累年不愈，是宜温燥水土，驱其湿寒，下利既瘳，口疮亦平。庸工见其口疮，而清上热，则脾阳益泄，利愈加而疮愈增矣。"

王旭高的门徒方仁渊在《王旭高临证医案·虚劳门》注云："良以苦寒滋降，能平上炎之火，易伤中焦之气，胃气一伤，百药莫治，故越人有上损及中，下损及中，皆不可治之说。"张正文《续貂集》上卷"汪名远失血后吐痰潮热"病案也说："况吐痰发热明是脾虚不运，气虚不敛，法当补脾健胃，俾津液流通，敛阳归阴，则痰消而热自退矣，何必拘以小柴退热，二陈消痰，治标而忘本耶？"

（六）见寒不治寒

胃食管反流病所导致的寒凉症状，与发热的病机基本一致，以气虚和阳虚为主，也有中焦痞结不通所致的，治疗上也同样遵循"劳者温之"的原则。寒者温之是正治，而温之之法也要以甘温、甘平为主，绝非辛温大热。《临证指南医案·虚劳》云："《内经》劳者温之。夫劳则形体震动，阳气先伤。此温字乃温养之义，非温热竞进之谓。劳伤久不复元为损，《内经》有损者益之之文。益者，补益也。凡补药气皆温，味皆甘，培生生初阳，是劳损主治法则。"《临证指南医案·吐血》也说："先圣曰劳者温之，损者益之。温非热药，乃温养之称。甘补药者，气温煦，味甘甜也。"叶天士说"胃喜为补"（《临证指南医案·虚劳》），而甘温和甘凉都能令胃喜。《临证指南医案·痰饮》云："前方（人参茯苓桂枝甘草五味子干姜）甘温,主乎开阖,能令胃喜。"《临证指南医案·咳嗽》云:"先以甘凉,令其胃喜。"

临床上,除了怕冷,有些胃食管反流病患者还会有忽冷忽热、寒热如疟或者上热下寒,治疗同样要以甘温、甘平或甘凉温补脾胃为主,偏寒偏热都不适宜。《临证指南医案·虚劳》:"汪,脉左小右虚,背微寒,肢微冷,痰多微呕,食减不甘。此胃阳已弱,卫气不得拥护。时作微寒微热之状,小便短赤,大便微溏,非实邪矣。当建立中气以维营卫,东垣云:胃为卫之本,营乃脾之源。偏寒偏热,犹非正治。"《临证指南医案·虚劳》还记载另一个病案:"严二八,脉小右弦,久嗽,晡热,着左眠稍适。二气已偏,即是损怯。无逐邪方法,清泄莫进,当与甘缓,黄芪建中去姜。又建中法颇安,理必益气以止寒热。"对于内伤寒热,温阳散寒、滋阴清热,人所共知,也是常法,但益气以止寒热却容易被忽略。

《临证指南医案·肿胀》在解释一例胃阳虚肿胀伴有寒热身痛病案时,不但解释了寒热如疟的病机,还提出了具体治疗原则和方案:"盖此症属劳倦致损,初病即在脾胃。东垣云:胃为卫之本,脾乃营之源。脏腑受病,营卫二气昼夜循环失度,为寒为热,原非疟邪半表半里之症。斯时若有明眼,必投建中而愈。经言劳者温之,损者益之。建中甘温,令脾胃清阳自立,中原砥定,无事更迁。"

黄元御引用南齐医家褚澄之说,主张以"治中"为主治疗上热下寒,与叶天士以"建中"法治疗营卫失调的寒热如疟可谓异曲同工。《素灵微蕴·齁喘解》云:"南齐褚澄有言:上病治下。凡病水火分离,下寒上热,不清心火,而温肾水,较之庸工,颇为得矣,而总不如治中。中者,坎阳离阴交媾之媒,此义得之《灵》《素》,读唐宋以后书,未易生兹妙悟也。而治中之法,也当以甘平濡润之剂,不寒不热。"

胃食管反流病为慢性疾病,一些患者自幼发病,先后天都不足,虚则补之是正治,但却存在虚不受补的问题,这些人平素饮食劳役或寒温失宜就容易上火,稍加温热药物,就会诱发或加重上焦浮火。对于这种情况,应该采用叶天士提出的通补法,《临证指南医案·胃脘痛》治疗戴某阴阳两虚的胃脘痛时说:"当理中焦,健运二阳,通补为宜,守补则谬。"《吴鞠通医案·虚劳》:"李二十四岁,每日五更,胃痛欲食,得食少安。胃痛则背冷如冰，六脉弦细，阳微，是太阳之阳虚，累及阳明之阳虚，阳明之阳虚现症，则太阳之阳虚更觉其虚。此等阳虚，只宜通补，不宜守补。"

中医诊治胃食管反流病流程见图7。

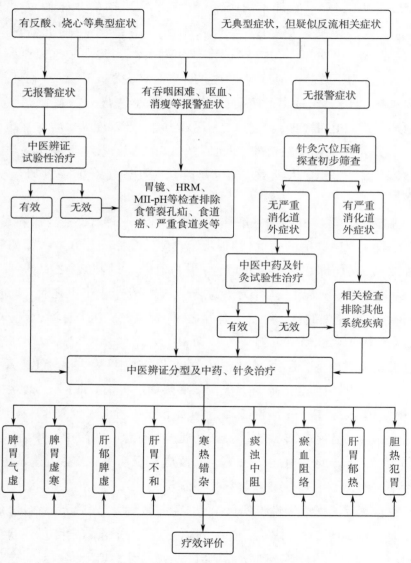

图7　中医诊治胃食管反流病流程

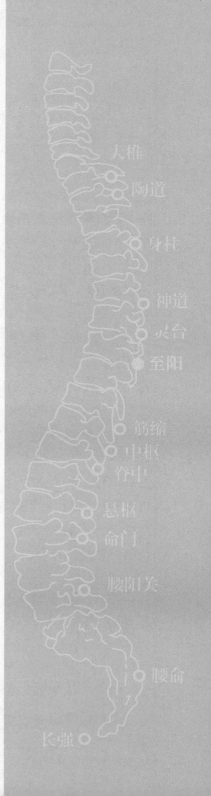

针灸篇

大椎

陶道

身柱

神道
灵台
至阳

筋缩
中枢
脊中

悬枢

命门

腰阳关

腰俞

长强

第三章

背部穴位按压辅助诊断胃食管反流病

胃食管反流病是临床常见且容易误诊的病症之一，其症状表现繁多，不同类型的反流表现也不一样。迄今为止，西医诊断尚缺乏"金标准"，中医囿于一些传统的理论并且由于缺乏对人体结构的深入认知，也很容易误辨病位和病性。

中医学认为，经络内属于脏腑，外络于肢节，沟通脏腑和体表，将人体内外联系成一个有机的整体。在病理条件下，脏腑疾病能通过经络反映到体表，如压痛、结节、丘疹、血管充血等，其中以穴位压痛最常见。背为阳，脏腑藏于内，其气与脊背相通，脏腑疾病时，后背部是反应的重点区域之一。这些阳性反应点既可作为诊断的依据，也是针灸等外治疗法的主要刺激部位。

本章主要介绍中医按压背部穴位诊察脏腑疾病的历史及机制、按压督脉穴位诊断胃食管反流病的经验、按压方法、压痛规律，用以辅助诊断胃食管反流病，特别是以食管外症状为主的胃食管反流病以及不符合现有诊断标准的微反流。同时，分析此种诊断方法的价值和局限性，为针灸等外治法治疗胃食管反流病的选穴提供依据。

第一节　背部穴位按压诊察疾病的历史及机制

一、背部的经脉和穴位

人体后背分布着督脉和足太阳膀胱经，穴位包括督脉经穴、足太阳膀胱经穴和奇穴。

（一）背部的经脉

督脉位于后背正中，足太阳膀胱经分列在督脉的两侧，并且两者之间互相连通。足太阳膀胱经脉首载于马王堆出土的帛书《足臂十一脉灸经》和《阴阳十一脉灸经》。这两本古脉书均记载足太阳经"夹脊"。在《灵枢·经脉》中，足太阳膀胱经在后背有两条。一条是主干，距离脊柱较近，"还出别下项，循肩膊内，挟脊，抵腰中，入循膂，络肾，属膀胱。其支者，从腰中，下挟脊，贯臀，入腘中"。另一条为分支，距离脊柱较远，"从膊内左右别下贯胛，挟脊内，过髀枢"。依据骨度折算，这两支距离后正中线的距离分别为 1.5 寸和 3 寸。

督脉的主干行于脊背正中，据《灵枢·营气》记载，足厥阴肝经有一个分支"上额，循巅，下项中，循脊，入骶，是督脉也"。《难经·二十八难》的描述更加明确："督脉者，起于下极之俞，并于脊里，上至风府，入属于脑。"依据《黄帝内经》记载，督脉在背部还有分支与足太阳膀胱经的第一侧线汇合。《灵枢·经脉》云："督脉之别，名曰长强，挟脊，上项，散头上，下当肩胛左右，别走太阳，入贯膂。"《素问·骨空论》也说督脉"与太阳起于目内眦，上额交巅上，入络脑，还出别下项，循肩膊内，侠脊，抵腰中，入循膂，络肾"。

（二）背部的穴位

背部穴位包括督脉经穴、足太阳膀胱经穴和奇穴，都以脊椎棘突为主要取穴标志。督脉经穴位于脊柱正中的椎体棘突间的凹陷处。古人数脊椎从第一胸椎开始，12 个胸椎、5 个腰椎、4 个骶椎，一共是 21 个椎体，简称二十一椎。《素问·气府论》云："督脉气所发者二十八穴：项中央二，发际后中八，面中三，大椎以下至尻尾及傍十五穴，至骶下凡二十一节，脊椎法也。"关于"大椎以下至尻尾及傍十五穴"，唐代王冰解释说"脊椎之间有大椎、陶道、身柱、神道、灵台、至阳、筋缩、中枢、脊中、悬枢、命门、阳关、腰俞、长强、会阳十五俞也"，这是加上了第 7 颈椎下的大椎和足太阳膀胱经在尾骨尖旁的会阳。

足太阳膀胱经在后背的两条线，第一侧线从第 1 胸椎到第 4 骶椎共 23 个穴位，第二侧线共 13 个穴位。这些穴位都与督脉经穴相水平。背俞穴位于第一侧线上，是十二脏腑之气输注于背腰部的重要部位。背俞穴之名首载于《灵枢·背腧》，并记载了五脏背俞穴的位置。《素问·气府论》说"五脏之俞各五，六腑之俞各六"，但未列出具体穴名。晋代王叔和《脉经》记载有大肠俞、膀胱俞、胆俞、小肠俞、胃俞，皇甫谧《针灸甲乙经》增加了三焦俞，《备急千金要方》补充了厥阴俞。十二背俞穴的位置与相应脏腑的高低相近。

　　背部经外奇穴以华佗夹脊穴为主，是以三国名医华佗命名的一组穴位。晋代葛洪《肘后备急方》云："华佗治霍乱已死，上屋唤魂，又以诸治皆至，而犹不瘥者，捧病患腹卧之，伸臂对以绳度两头，肘尖头依绳下夹背脊大骨穴中，去脊各一寸，灸之百壮；不治者，可灸肘椎，已试数百人，皆灸毕而起坐，佗以此术传子孙，代代皆秘之。"依照此法所确定的施灸部位，位于督脉和膀胱经第一侧线之间，现代医家承淡安先生在所著《中国针灸学》中提出"华佗夹脊穴"，并明确从第1胸椎至第5腰椎，每椎棘突下脊中旁开 0.5 寸，两侧共 34 个穴位，是数量最多的一组经外奇穴。虽然此后有不同学者提出夹脊穴距离脊柱正中旁开 0.3 寸，或者 0.5～1.0 寸，但现在国家经穴标准仍以承淡安先生所确定的位置为准。

　　从背部经脉的分布及穴位特点看，位于脊背正中的督脉背段为主干，向两侧依次为华佗夹脊穴、膀胱经第一侧线、膀胱经第二侧线，两侧穴位都以督脉经穴为中心，呈对称性分布（图 8）。

二、诊断五脏疾病

　　在古代文献中，按压背部穴位诊断五脏疾病的内

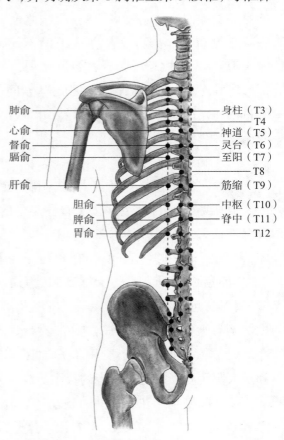

肺俞　　心俞　　督俞　　膈俞　　肝俞　　胆俞　　脾俞　　胃俞

身柱（T3）　T4　神道（T5）　灵台（T6）　至阳（T7）　T8　筋缩（T9）　中枢（T10）　脊中（T11）　T12

图 8　背部经脉及主要穴位分布示意图

容主要见于《黄帝内经》。《灵枢·背腧》在描述五脏背俞穴位置的同时，也说明可以通过按压这些穴位时的症状变化判断腧穴的准确位置："黄帝问于岐伯曰：愿闻五脏之腧，出于背者。岐伯曰：背中大腧，在杼骨之端，肺腧在三焦之间，心腧在五焦之间，膈腧在七焦之间，肝腧在九焦之间，脾腧在十一焦之间，肾腧在十四焦之间。皆挟脊相去三寸所，则欲得而验之，按其处，应在中而痛解，乃其输也。"[注：《黄帝内经》中的腧、输、俞的使用未作区分，后世才明确界定"腧"用于泛指一切穴位，"输"用于五输穴，而"俞"则专指背俞穴。"焦"与"樵"相通，指脊椎，"三焦"就是第三胸椎。]《灵枢·癫狂》云："厥逆腹胀满，肠鸣，胸满不得息，取之下胸二胁，咳而动手者，与背腧，以手按之，立快者是也。"这些记述都表明，按压背俞穴时内脏疼痛、胀满等会得到明显缓解。这种反应一方面验证了先前的诊断，同时也可帮助对穴位进行精确定位。

三、按压方法

背部穴位的定位都以脊椎的棘突为标志，在按压背部寻找反应点时，也必须首先明确各个脊椎的位置，古人称之为"数脊椎法"。《素问·缪刺论》云："邪客于足太阳之络，令人拘挛背急，引胁而痛，内引心而痛，刺之从项始，数脊椎侠脊，疾按之应手如痛，刺之傍三痏，立已。"隋代杨上善《黄帝内经太素·缪刺论》注解说："脊有廿一椎，以两手挟脊当椎，按痛处即是足太阳之络，其输两旁各刺三痏也。"结合这两段文字，可以清晰地还原古人按压脊背寻找压痛点的方法，即从"项下"第1胸椎到第4骶椎，共21个椎体，以两手（拇指）在脊柱中间及两侧向下依次按压寻找压痛点，并将所发现的压痛点作为治疗的刺激点。虽然《黄帝内经》记载的"数脊椎法"是诊治外邪侵袭足太阳膀胱经络脉导致脊背拘急疼痛牵连胁肋的病症，但也同样适用于脏腑疾病。压痛的部位可能在膀胱经第一侧线上的背俞穴或其他经穴上，也可能在脊背中间的督脉上，还可能在两者之间的任何一个部位，可能在经穴上，也可能在非经穴上。这种现象也可以解释为什么历代医家对华佗夹脊穴的位置会有不同观点。

四、机制探析

脏腑藏之于内，其气与腹背相通。《难经·六十七难》说："五脏募皆在阴,而俞皆在阳者;何谓也? 然:阴病行阳,阳病行阴。故令募在阴,俞在阳。"募穴是脏腑之气输注于胸腹部的穴位,胸腹为阴;俞穴是脏腑之气输注于背部的穴位,背为阳。通常都将"阴病行阳"理解为五脏病会反映到背部的俞穴,"阳病行阴"为六腑病会反映到腹部的募穴。

元代滑伯仁《难经本义》说"阴阳经络,气相交贯,脏腑腹背,气相通应"。内在脏腑之气与外在的腹(包括胸)背相贯通,脏腑疾病会反映到体表,而按压脏腑之气输注于体表的特殊部位,就能诊断并减轻脏腑疾病的症状。

受《难经》"阴病行阳,阳病行阴"理念的影响,后世医家一般都采用探查背俞穴诊断五脏疾病、腹募穴诊断六腑疾病。事实上,六腑也有背俞穴,六腑疾病也会反映到相应的背俞穴。

清代黄元御《难经悬解》说:"背为阳,腹为阴,阴病必行于阳,阳病必行于阴,故令募在于腹,俞在于背也。以募者,脏中阳气之所结也,是以阳病行于阴;俞者,脏中阴气之所输也,是以阴病行于阳也。"在这里,阴被理解为"脏中阴气",阳被理解为"脏中阳气",分别以脏之阴阳解释,是符合实际情况的。同样道理,六腑同样可分阴阳,腑之阴气聚于腹募穴,腑之阳气聚于背俞穴。五脏六腑都有背俞穴和腹募穴,五脏疾病会反映到腹募穴,六腑疾病也会反映到背俞穴。清代叶霖《难经正义》说:"《内经》六腑亦有募有俞,不独五脏为然也。此章明脏腑阴阳之气,交相通贯,言五脏而不及六腑者,省文也。"

同样地,脏腑疾病也会反映到相应的督脉穴位上。督脉的主干行于脊背正中,其中一个分支与足太阳膀胱经脉在后背的第1侧线相通。生理状态下,五脏六腑之气皆输注于足太阳膀胱经的背俞穴,而在病理状态时,脏腑疾病不但会反映到背俞穴上,也会反映到督脉的穴位上。脊背从第1胸椎至第4骶椎的21个椎体可以划分为三等份,与三焦相对应,第1胸椎至第7胸椎对应上焦,第8胸椎至第2腰椎对应中焦,第3腰椎至第4骶椎对应下焦,五脏六腑的疾病都可能反映到后背相对应的督脉经穴和足太阳膀胱经穴上。从和内脏的关系上看,督脉穴位更直接,更能反映内脏的病理变化,因此也会对诊断内脏疾病更有帮助。

第二节　按压背部穴位诊察胃食管反流病

一、临证经验

2008 年 5 月，笔者诊治了一例喉咙憋闷、呼吸困难的患者，患者自述两年前首次发病，突然憋闷、呼吸困难，干咳少痰，偶尔咯出少量痰，块状，色黄，痰黏稠不容易咯出，畏寒肢冷。咳嗽晨起重，一般从 5 时开始，持续咳嗽至 7 时，呼吸困难，自觉喉咙及气管狭窄，遇冷空气加重。西医诊断为支气管哮喘，花粉过敏，每日吸入激素类药物控制，多次住院治疗。今年 4 月初出现咽部刺痛，吞咽困难，自觉有异物。询问病史得知，患者平素晚餐后喜卧位看电视，偶有餐后胃脘胀满不适、酸水泛溢至咽部，咳嗽发作时伴有口中苦味辛辣，喉咙及口腔异常干渴，如在口腔含点水才稍有缓解，喝下不一会儿，干渴又出现，经常用棉签蘸水涂搽口腔。综合症状和病史，考虑为胆汁反流，在背部脊柱自大椎向下按压，至阳穴及偏左位置压痛明显，遂在此穴处点刺放血拔罐，起罐后患者长出一口气，如释重负。6 次治疗后晨起咳嗽明显减轻，咳少量白沫，口苦及喉咙堵塞感均消失。9 月份复诊，自针灸治疗后，未出现哮喘发作，偶尔感觉咽干、喉咙憋闷或疼痛，抗病能力增强，不再畏惧寒凉。

通过回顾文献发现，日本学者代田文志所著的《针灸临床治疗学》中数次提及 "胃酸过多症" 在至阳穴有压痛，如针灸治疗总论之第五章 "诊断法" 中记载："胃酸过多症，大多数在至阳有压痛，膈俞亦多有压痛"；"在第七椎下方（是古书所谓的七椎下）的至阳现压痛的疾病，以胃酸过多症为最多，几无例外的在此穴现压痛。" 针灸治疗各论之第三章 "消化器疾病" 也说 "一般胃酸过多症的特殊反应点为膈俞的第一行（所谓的第一行是在离开督脉五分处）与至阳"。并建议在此特殊反应点及其附近采用针刺或艾灸治疗胃酸过多症，如针灸治疗总论之第三章 "临床常用的要穴" 指出："对于胃酸过多症，此穴（至阳）与膈俞皆为必需穴。" 在代田文志所处的时代，医学上还没有胃食管反流病的概念，普遍把反酸理解为胃酸分泌过多，其所描述的背部压痛现象与临床实际完全符合。代田文志所描述的至阳穴位于第6胸椎棘突下,临床发现胃食管反流病患者在此穴位上出现压痛也是常见现象。

二、机制阐释

(一)中医理论

胃食管反流病的基本病机是中焦脾胃气机痞结不通,浊气不但不顺降,反而逆行向上。脏腑腹背气相通应,这种气机郁滞不通不但会表现为胃脘或者心胸疼痛,并且向后背部放射,也会表现为脊背部按压疼痛,至阳穴的压痛就是典型的表现。

至阳一词最早见于《黄帝内经》,《素问·著至教论》谓"三阳者,至阳也",《素问·方盛衰论》云"至阴虚,天气绝;至阳盛,地气不足"。至阴与至阳相对,前者为地,后者为天。无论三阳还是天阳,都是指阳气盛极。至阳穴位于第7胸椎棘突下凹陷处。《素问·刺热论》中云"七椎下间主肾热","七椎下间"即第7胸椎棘突下,晋代皇甫谧《针灸甲乙经》才称之为"至阳"。背为阳,督脉为阳脉之海,俯卧位时第7胸椎棘突几乎位于脊背的最高点,将其下的凹陷处称为"至阳"可谓名实相副。从中医学角度看,至阳穴的位置十分独特,在上焦的最下端,因此又名"肺底",同时又在中焦的最上端。至阳与膈俞相水平,在内与胸腹腔内多个脏器相关联,与胃和食管的关联尤为密切,胃居于膈下,食管通过膈、食管裂孔进入胸腔。

因此,当中焦气机痞结不通时,最容易在至阳穴出现压痛。由于胃居于上腹部偏左侧,因此一些患者的压痛也会表现在至阳偏左的位置,与胃的位置一致。临床也可见少数至阳偏右压痛,属于左右交叉现象。

(二)西医机制

西医学认为,胃食管反流病主要是由于食管下括约肌功能障碍引起酸性胃内容物反流至食管及以上部位引起的一系列损害,主要病变部位在食管和胃,还与小肠、胆囊有关。这些脏器中只有食管的大部分位于胸腔,其他都位于腹腔内。它们主要受自主神经支配,包括内脏传出神经和传入神经,前者即交感神经和副交感神经,都属于内脏运动神经;后者为内脏传入神经,属于感觉神经。胃食管反流病在后背部的压痛是内脏感觉神经纤维向中枢传递信号在后背躯体部的反应之一。

内脏器官内分布有很多感受器，包括痛觉感受器、压力感受器和化学感受器等。它们接受刺激，产生神经冲动，由传入神经纤维传导。内脏传入神经没有单独的路径，而是与支配内脏的传出神经相伴行，其中的交感神经和脊背相关。交感神经的低级中枢位于脊髓 C_8～L_3 节段的侧角。由侧角发出的交感神经节前纤维随脊神经前根、脊神经和白交通支一起出椎间孔后离开脊神经纤维，终止于椎旁神经节或椎前神经节。椎旁节纵行排列于脊柱的两侧，上至颅底，下至尾骨前方，每侧都有 23～25 个节，节与节之间由神经纤维（节间支）相连，形成两条纵行的串珠状的神经节链，称为交感干或者交感链。支配食管的交感神经源自 T_4～T_6 神经节段，支配胃的交感神经源自 T_6～T_{10} 神经节段（还有 T_5～T_{10}，T_5～T_{12}，T_6～T_{12} 等不同观点），支配心脏的交感神经源自 T_1～T_5 神经节段，支配小肠的交感神经与胃相同（图 9）。

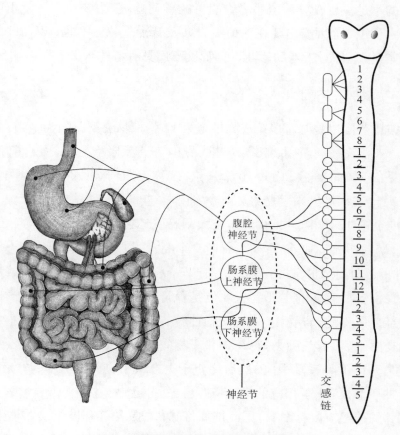

图 9　食管及胃肠交感神经支配示意图

内脏受到伤害性刺激会在背部相同节段的脊神经支配区域出现牵涉痛，感觉超敏也是常见现象，即有些患者在脏器相关的躯体部位自觉无疼痛，但轻微触摸按压就会感到明显甚至难以忍受的疼痛。感觉超敏是与背部穴位压痛最相关的一种现象，可与体表牵涉痛同时存在，也可能单独存在。

一般将感觉超敏也归入牵涉痛中，实际上感觉超敏是体征，而牵涉痛是症状，两者性质不同。与牵涉痛相比，感觉超敏的现象更常见。由于内脏感觉纤维数量较少，传入途径也比较分散，即一个脏器的感觉纤维经过多个节段的脊神经进入中枢，而一条脊神经又包含来自几个脏器的感觉纤维，因此内脏痛觉也往往是弥散的，定位不够准确。与之相比，躯体感受具有敏锐和定位、定性都比较准确的特点。通过对躯体感觉超敏反应的探查判断内脏受到伤害性刺激的程度，正好可以弥补内脏感觉方面的不足。胃食管反流患者在后背的感觉超敏，主要位于后背正中的督脉穴位上，也可能出现在华佗夹脊穴及背俞穴，也可能出现在这个区域的非经穴上，对于辅助诊断胃食管反流病具有特殊意义。

三、按压范围

按压范围以督脉背段第 3 胸椎至第 12 胸椎棘突下凹陷为中心，包括身柱、神道、灵台、至阳、筋缩、中枢、脊中 7 个督脉经穴，以及 T_4、T_8、T_{12} 棘突下的 3 个非经穴，一共 10 个穴位，统称为"督脉十穴"。并以两侧的华佗夹脊穴和足太阳膀胱经穴作为辅助探查部位。华佗夹脊穴位于第 3 胸椎至第 12 胸椎，共 10 对。足太阳膀胱经包括肺俞、厥阴俞、心俞、督俞、膈俞、肝俞、胆俞、脾俞、胃俞 9 个经穴，以及第 8 胸椎棘突下旁开 1.5 寸的经外奇穴胰俞。

胃食管反流病的主要病变部位是食管和胃。由于食管受 $T_4 \sim T_6$ 交感神经节段支配，胃受 $T_6 \sim T_{10}$ 交感神经节段支配，交感神经的节前纤维进入交感干后，有三种去向：①终止于相应的交感干神经节；②在交感干内先上升或下降一段距离，然后终止于上方或下方的椎旁节；③穿过交感干神经节，终止于相应的椎旁节。考虑到内脏感觉向上传导过程中会对相邻的神经节段有影响，因此选择督脉背段从第 3 胸椎至第 12 胸椎棘突下凹陷作为主要探查部位。由于这部分脊神经的排列具有明显的节段性特点，督脉经穴与相同水平的华佗夹脊穴和足太阳膀胱经穴在功能上具有一致性，都可以视为督脉的延伸，因此将此区域作为探查胃食管反流病压痛的区域，并确定以中间督脉为中心。从中医学角度看，胃居中焦，食管少部分在中焦，大部分在上焦，胃食管反流病的主要病机为中焦脾胃气机升降失调，并逆行影响上焦，因此选取此区域作为探查胃食管反流病的重点也契合胃食管反流病的病机。

四、按压方法

患者取俯卧位，胸颈部垫薄枕，两肘自然弯曲，两手放于枕前。检查者站在患者身体一侧，先以右手拇指指腹确定大椎穴（第 7 颈椎棘突下）的位置，再顺序向下确定第 3 胸椎的棘突，依次向下以均匀力度按压各棘突间隙，至第 12 胸椎棘突下为止，并以墨笔标记每个棘突间隙的位置。中间位置按压结束后，以同样方法沿着脊柱两侧至膀胱经第一侧线的范围内，自内向外、自上而下顺序按压。在检查过程中及时标记压痛部位，检查结束时再次按压该部位并与周围区域相对照，以准确定位压痛点。

按压过程中，要观察并询问患者的反应，按照以下标准记录压痛程度：①按压时经医者询问有疼痛，无痛苦表情，为轻度压痛，记 +；②按压时患者主诉疼痛，有痛苦表情（皱眉），为中度压痛，记 ++；③按压时患者主诉剧烈或针刺样疼痛，伴有躲闪、呼喊，为重度压痛，记 +++；④按压时自觉不痛和无法明确判断痛或不痛，均判为压痛阴性反应，记 –。

除压痛外，由于交感神经同时随脊神经分布到躯干和四肢的血管、汗腺和竖毛肌，内脏伤害性刺激还可能影响皮下组织的营养，导致皮下组织增厚和局部肌肉萎缩，也对临床诊断胃食管反流病具有一定意义。

医生在按压背部过程中，要根据患者年龄、性别及敏感程度调整按压力度，并且对于同一个患者用力要均匀一致，避免出现假阳性或假阴性。对于儿童、老年人和女性患者，用力可适当减轻，成年男性患者用力可稍重；对按压敏感者用力要轻，不敏感者用力要偏重。对于年老体弱特别是伴有骨质疏松的患者，按压时要特别谨慎，千万要避免因用力按压导致椎体骨折的严重后果。除传统的以手按压方法外，还可以借助人体力学压痛测定仪，能对压痛程度做定量分析，特别适合临床科研工作。

五、压痛规律

通过对大量胃食管反流病患者以及和健康人的比较研究发现，胃食管反流病患者在督脉背段上存在明显的压痛反应，且压痛分布具有一定的规律性，主要分布在 $T_3 \sim T_{12}$ 棘突下，在 $T_5 \sim T_7$ 棘突下（即神道、灵台、至阳）的压痛阈值最低，最低点为 T_7 棘突下（至阳穴），呈现两头高中间低的态势，并且在 T_7 棘突下的压痛敏感性最高。胃食管反流患者在督脉背段的压痛分布特点与交感神经节段分布是一致的，食管受 $T_4 \sim T_6$ 交感神经节段支配，胃受 $T_6 \sim T_{10}$ 交感神经节段支配，两者在 T_6 交感神经节段重合，并且向上下影响到相邻的神经节段。食管受到反流物持续性刺激，通过内脏感觉传入神经到达相应脊髓节段后，就会在相关联的躯体感觉神经支配区域出现感觉超敏现象。临床上可以将 $T_5 \sim T_7$ 段作为胃食管反流病在督脉背段压痛反应的核心区域，并向上扩展到 T_3 棘突下，向下到达 T_{12} 棘突下。

在实际操作中，要先以督脉为中心，在 $T_3 \sim T_{12}$ 棘突下按压，然后再在脊柱两侧依次由上而下、由里向外按压。压痛可能出现在督脉和膀胱经穴或者华佗夹脊穴，也可能在督脉与华佗夹脊穴或者华佗夹脊穴与背俞穴之间，则视为阿是穴。由于督脉和华佗夹脊穴的位置更接近交感神经的脊髓中枢和交感神经节的位置，因此督脉和华佗夹脊穴的位置更重要。由于胃的大部分位于左上腹部，所以胃食管反流病患者的压痛一般出现在脊柱偏左一侧，这与日本学者代田文志的记述以及我们的临床观察完全相符合。受神经左右交叉支配的影响，也有少数人压痛会出现在脊柱偏右的部位。

六、诊断价值及其局限性

（一）诊断价值

胃食管反流病诊断的复杂性和特殊性在于没有统一的指标作为诊断标准，这一点完全不同于高血压病、糖尿病、高脂血症等仅需客观指标即可诊断的疾病。无论是钡剂、胃镜检查，还是食管内多通道阻抗联合 24 小时 pH 监测、高分辨率食管测压以及唾液胃蛋白酶检测,均有其局限性,都不能作为胃食管反流病诊断的"金标准"。此外,即便是临床上常用的 PPI 试验性治疗无效也不能排除胃食管反流病的可能性。在实际临床工作中,对于具有典型反流症状的患者,通过胃食管反流病问卷(RDQQ),如果累计 ≥ 12 分,就可被确诊。但对于缺乏典型反流表现以及以食管外症状为主的患者,胃食管反流病被误诊的情况十分普遍,是最容易被误诊的常见病之一。

通过以督脉背段穴位为中心的压痛探查,可以对疑似胃食管反流的病例进行初步筛查,如果相关穴位有规律性的压痛,可以根据相应症状有针对性地采用西医诊断方法明确诊断,也可以采用中药、针灸等试验性治疗诊断方法,通过有效与否验证诊断是否正确。这种穴位探查方法无创安全,可操作性强,除了针灸医生,消化科、耳鼻喉科、呼吸科、心血管科等专科医生经过简单培训也可以掌握,因此非常适合临床普及推广。并且也可以用于胃食管反流病的流行病学调查,作为初步筛查胃食管反流病的手段。

(二)诊断局限性

在采用督脉背段穴位压痛探查法诊断胃食管反流病时,对其局限性也要有充分认识。

第一,此探查法只能定位,不能定性,必须结合临床症状,对于有明显压痛又疑似胃食管反流病的患者,可以采用中药、针灸等试验性治疗,如果效果不明显,或者有报警症状者,需要进一步进行相关检查确诊。

第二,就像内脏感觉具有弥散、模糊的特点一样,其在背部的感觉超敏反应也有不确定性,可表现为向上下或者左右弥散的特点。除食管和胃外,其他脏器如心、肝、胆、小肠、胰腺,也可能在此部位出现压痛反应,需要鉴别诊断。

第三,由于个体痛阈差异,并非所有胃食管反流病患者都会在后背出现感觉超敏现象,而有些人则可能痛阈较低,自身具有感觉超敏现象,临床需要注意区分假阴性和假阳性。

第四,从骨骼解剖学角度讲,脊柱有颈椎曲度、胸椎曲度、腰椎曲度和骶椎曲度,这 4 个曲度对于重心的维持和纵向震荡的缓冲有十分重要的作用,能够直接保证脊椎的正常生理功能。其中胸椎曲度的顶点位于第6胸椎和第7胸椎的部位，这一部位是胸椎段发挥缓冲作用时受到横向压力最大的点，附着棘上韧带、棘间韧带以及周围的肌肉组织也最容易劳损而产生压痛反应。现代人们长期久坐加上坐姿不当，导致脊柱劳损的情况十分多见，这种慢性劳损除外自我感觉到的症状，往往会有局部压痛点或结节等体征，需要与胃食管反流病进行鉴别，有些患者在此部位的压痛则可能是两种情况叠加的结果。

第四章
针灸治疗胃食管反流病

胃食管反流病是消化科门诊最常见病症之一，也是临床医生面临的难题之一。反流的发生是由于食管及胃肠道动力障碍，但治疗上却采用抑制胃酸减少反流物中的酸度来减轻反流物对食管等黏膜的损伤。这种治疗手段与发病机制相悖，也是 GERD 难于治疗的关键所在。

针灸通过刺激人体内固有的胃肠动力调节机制，恢复胃肠动力的正常调节功能，具有显著优势。传统上治疗胃肠疾病多选取脘腹部的募穴和背俞穴，还有足阳明胃经和足三阴经在下肢的穴位，我们则将督脉背段作为治疗胃食管反流病的重点区域。《素问·阴阳应象大论》根据阴阳互根的理论，提出了"阳病治阴，阴病治阳"的治疗原则。此原则对于针灸等外治法治疗脏腑疾病的选穴同样具有指导意义。背为阳，督脉行于后背正中，为阳脉之海，总督一身之阳气，并与两侧足太阳膀胱经的经气相通，与全身各脏腑组织都有密切联系。背部的督脉和足太阳膀胱经穴位既能治疗五脏病也能治疗六腑病。

本章介绍针灸背部穴位治疗胃腑病症的溯源；针灸治疗胃食管反流病的基本处方、操作方法、注意事项、选穴依据，食管外症状的配穴和针刺方法，验案选粹；针灸治疗胃食管反流病的特色。

第一节　治背安胃溯源

胃为六腑之一，其气与后背相通，通过整理文献发现，在背部施术治疗胃腑病症的内容也很丰富，笔者将其概括为"治背安胃法"，即通过刺激背部达到治疗胃腑疾病的目的,主要包括以下几种。

一、艾灸

唐代王焘著《外台秘要·霍乱杂灸法二十六首》记载:"疗霍乱神秘起死灸法(千金):以物横度病人口中,屈之,从心鸠尾度以下,灸度下头五壮,横度左右,复灸五壮,此三处,并当先灸中央毕,更横度左右也。又灸脊上,以物围令正当心厌,又夹脊左右一寸,各七壮,是腹背各灸三处。"中医学中的霍乱一般指急性肠胃炎,上吐下泻是典型症状,吐泻严重者可危及生命,灸腹部和后背穴位能止吐泻。

元代罗天益《卫生宝鉴·小儿门·癖积疳瘦》记载:"治腹胀引背,食饮不多,渐渐黄瘦,在第十一椎下两旁相去各一寸五分,可灸七壮。若黄疸者,可灸三壮。"记载了艾灸脾俞穴治疗腹胀和黄疸。

二、刮痧

明代张景岳《景岳全书·杂证谟·心腹痛》中记载其夫人淋雨后出现呕吐、脘腹剧烈疼痛,他在夫人后背正中向下刮拭,治疗后症状即消失:"向予荆人,年及四旬,于八月终初寒之时,偶因暴雨后中阴寒沙毒之气,忽于二鼓时,上为呕恶,下为胸腹搅痛,势不可当。时值暮夜,药饵不及,因以盐汤探吐之,痛不为减,遂连吐数次,其气愈升,则其痛愈剧,因而上塞喉嗌,甚至声不能出,水药毫不可入,危在顷刻间矣。余忽忆先年曾得秘传括沙法,乃择一光滑细口磁碗,别用热汤一盏,入香油一二匙,却将碗口蘸油汤内,令其暖而且滑。乃两手覆执其碗,于病者背心轻轻向下括之,以渐加重。碗干而寒,则再浸再括,良久,觉胸中胀滞渐有下行之意,稍见宽舒,始能出声。顷之,忽腹中大响,遂大泻如倾,其痛遂减。"

清代吴贞《伤寒指掌·瘟疫九传·三阴寒痧辨》记载:"凡干霍乱,神昏不语,而形脉不脱者可治,脉伏而形神不失者,亦可治,或按穴放痧,或背心刮痧。"其明确指出可在两肩胛骨之间处刮痧,治疗突然腹中绞痛,吐泻不得的干霍乱。

清代王孟英《随息居重订霍乱论·病情篇第一·热证》云:"触犯臭秽,而腹痛呕逆,刮其脊背,随发红斑者,俗谓之痧。"此述证明了于背部刮痧可治疗急性胃肠疾病。

三、热熨

明代李时珍《本草纲目·金石之五·食盐》记载："霍乱腹痛:炒盐一包,熨其心腹,令气透,又以一包熨其背。"清代鲍相璈《验方新编·小儿科杂治·儿科外治法》中写道:"暖痰法:凡小儿胸有寒痰,不时昏绝,醒则吐出如绿豆粉,浓厚而带青色,此寒极之痰,前法皆不能化,惟以生附子一枚,生姜一两,同捣极烂,炒热一包,熨背心及胸前。熨完将姜、附捻成一饼,贴于胃口。良久,其痰自下。"

以上两个病案是在背部进行热熨治疗胃腑相关疾病,根据疾病种类的不同采用的介质亦有所差异,或用盐,或用生姜、附子等辛热之品,以热熨助药力,散寒效果更好。

四、揉擦

明代赵献可《邯郸遗稿·产后》记载:"产后呃逆不已,乃胃寒而气不顺也,宜丁香散治之,或单橘皮汤,或用肉桂、姜汁,以火炙热,用手承擦摩背上。"

清代邹存淦《外治寿世方·呃逆》中记载用"姜汁白蜜和匀,擦背"治疗久病呃逆。清代鲍相璈《验方新编·中暑·痧症诸方》中写道:"以食盐一握,揉擦两手腕、两胁、两足心、并心窝、背心八处,擦出许多紫红点,渐觉松快而愈。一切痧胀及中暑、霍乱等症,虽垂死亦活,此第一简便良方也。"

五、捶打

明代龚廷贤《万病回春·饮食》有一则通过捶拍胸腹、背心治疗饮食过量导致胃气郁结的病案:"一人腊月赌食羊肉数斤,被羊肉冷油冻住,堵塞在胸膈不下,胀闷而死。诸医掣肘。余见六脉俱有,用黄酒一大坛,温热入大缸内,令患人坐于中,众手轻轻乱拍胸腹、背心,令二人吹其耳,及将热烧酒灌之,次服万亿丸,得吐泻而愈。"

清代叶天士《临证指南医案·木乘土》中也有一则病案:"王(四三),胃脘痛,高突而坚,呕清涎血沫,滴水不能下咽,四肢冷,肌肤麻木,捶背脊,痛势略缓。"《临证指南医案·胸痹》病案:"王,胸前附骨板痛,甚至呼吸不通，必捶背稍缓。""胸前附骨板"指胸骨。胸骨后疼痛也是胃食管反流病的常见症状之一，虽然不能仅根据病案描述确定患者的具体疾病，但出现此症状时通过捶背可缓解。

六、放血

清代鲍相璈《验方新编·霍乱·霍乱诸方》中病案记载："细细看病人背上，如有黑点，用针一一挑破出血，即愈。"说明霍乱的患者会在背部出现"黑点"这一皮肤颜色改变，点刺该部位令其出血即可治愈。

七、掐背

清代汪启贤、汪启圣著《动功按摩秘诀·膈噎症》记载，在背部脾俞穴采用掐法配合擦法治疗翻胃吐食等脾胃病症，类似捏脊疗法："设有翻胃吐食等证，可于脾俞穴掐五、七十度，擦五、七十度，兼行静功。"此法与后世的捏脊疗法相近。

110

八、贴膏

清代吴师机《理瀹骈文·存济堂药局修合施送方并加药法·扶阳益火膏》记载，先在胃脘处贴温胃膏，再在背心、脐眼（神阙）和对脐（命门）处贴扶阳益火膏，治疗肾阳虚衰，火不生土导致的胃冷吐酸："胃冷成膈，吐出酸臭不化，二便利者，属胃冷，先用温胃膏贴胃脘，参用此膏贴背心、脐眼、对脐。"

从整理出的文献看，古人在以背部为施术部位治疗胃腑疾病方面积累了丰富的经验，包括艾灸、刮痧、热熨、揉擦、捶打、放血、掐按、贴膏。值得注意的是，几乎没有采用针刺背部治疗胃腑疾病的记载。脊背正中椎管内为脊髓，如果针刺过深则会损伤脊髓，《素问·刺禁论》中明确指出"刺脊间髓为伛"；上背部两侧的穴位都位于肋间隙中，针刺不当也可能会损伤心肺。《灵枢·背腧》针对背俞穴的治疗方法提出了"灸之则可，刺之则不可"的原则，可见古人对于在背部腧穴进行针刺，是慎重且有所顾忌的。一方面是局限于当时对人体解剖结构的了解程度，另一方面也受限于当时针具的工艺水平，针刺背部腧穴存在很大的危险性。在当今对人体解剖充分了解及针具工艺的极大改进下，只要准确掌握进针角度和深度,于背部进行针刺治疗完全可行,治疗胃腑及其他脏器疾病疗效更佳。

第二节 基本处方、适应证、操作方法及选穴依据

本节介绍选取督脉背段治疗胃食管反流病的具体穴位、操作方法,并从中医和西医角度说明选穴依据。

一、基本处方——督脉十穴

针灸治疗胃食管反流病的基本处方由督脉背段第 3 胸椎棘突下至第 12 胸椎棘突下的 7 个经穴和 3 个非穴位构成,总称为“督脉十穴”(图 10)。7 个经穴是身柱、神道、灵台、至阳、筋缩、中枢和脊中,3 个非穴位是第 4 胸椎棘突下、第 8 胸椎棘突下和第 12 胸椎棘突下的凹陷处。经穴定位依据中华人民共和国国家标准 GB/T 12346—2021《经穴名称与定位》,非穴位的定位依据胸椎解剖标志,自上而下依次介绍如下。

身柱:出自《针灸甲乙经》。在背部,当后正中线上,第 3 胸椎棘突下凹陷中。

第 4 胸椎棘突下:非穴位。在背部,当后正中线上,第 4 胸椎棘突下凹陷中。

神道:出自《针灸甲乙经》。在背部,当后正中线上,第 5 胸椎棘突下凹陷中。

灵台:出自《素问·气府论》。在背部,当后正中线上,第 6 胸椎棘突下凹陷中。

至阳:出自《针灸甲乙经》。在背部,当后正中线上,第 7 胸椎棘突下凹陷中,约在两肩胛骨下角连线的中点处。

第 8 胸椎棘突下:非穴位。在背部,当后正中线上,第 8 胸椎棘突下凹陷中。

筋缩:出自《针灸甲乙经》。在背部,当后正中线上,第 9 胸椎棘突下凹陷中。

中枢：出自《素问·气府论》。在背部，当后正中线上，第10胸椎棘突下凹陷中。

脊中：出自《素问·骨空论》。在背部，当后正中线上，第11胸椎棘突下凹陷中。

第12胸椎棘突下：非穴位。在背部，当后正中线上，第12胸椎棘突下凹陷中。

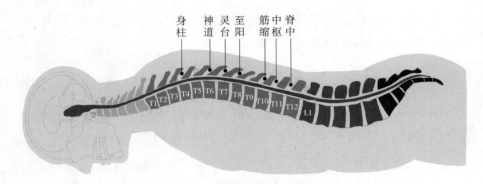

图10　督脉十穴示意图

二、适应证

无论是被确诊为胃食管反流病还是疑似胃食管反流，只要没有报警症状（吞咽困难、呕血或黑便、短时间体重明显下降、窒息感、胸痛）以及排除相关脏器病变者，均可采用督脉十穴作为基础方进行治疗。具体包括以下几种情况。

1.反酸、烧心等典型胃食管反流症状。

2.无典型反流症状但疑似胃食管反流的试验性治疗。

3.抑酸药物治疗失败的胃食管反流病或难治性胃食管反流病（rGERD）。

4.弱酸及非酸反流。

5.以食管外症状为主的患者。

6.疑似胃食管反流但缺乏客观指征的患者（微反流）。

7.食管及胃肿瘤术后反流。

8.胆汁反流（十二指肠胃食管反流病）。

9.贲门失弛缓症引起的反流。

以上情况也可以在督脉十穴的基础上，针对具体症状增加刺激部位，特别是以食管外症状为主的反流，可以根据症状的具体部位依据中医理论选取穴位，属于标本兼治。在具体治疗方法上，可以单独针刺，也可以与刮痧、按摩、艾灸、热熨等方法结合起来，能增强刺激，提高疗效。

三、针刺操作方法及注意事项

（一）操作方法

患者取俯卧位，充分暴露背部。医者站立于患者身体一侧，采用75%的酒精棉球常规消毒针刺部位，选用0.3mm×25mm一次性无菌针灸针，自上而下依次针刺各穴位，针尖与皮肤呈45°向上斜刺。一般进针深度为针体长度的一半，并根据患者年龄及体形调整针刺角度和深度，年龄小及体形瘦弱者，针刺角度宜小，针刺深度宜浅；体形肥胖者，针刺角度宜大或垂直刺入，针刺深度可略深些。

进针后施以捻转手法，频率为20r/min左右，平补平泻，以医者刺手感觉沉紧，或以患者产生酸、麻、胀、痛等感觉为得气。捻转操作结束后，全部穴位留针30分钟，在留针期间行针1次，约1分钟。留针结束后起针，用消毒干棉球按压针孔。对于婴幼儿和不能配合的患者，可以在上述10个穴位上依次施行快速进针和行针手法，操作完毕即出针。

针刺治疗每周3次，隔天1次。建议每周一、三、五治疗，周六、日休息；或周二、四、六治疗，周日周一休息，4周为1个疗程。患者需要按时进行完整的疗程治疗。1个疗程的治疗结束后，需要评估患者症状变化，以决定是否进行第二个疗程的治疗。

（二）注意事项

针刺督脉十穴时，需要注意以下事项。

1.准确定位

与身体其他部位相比，后背部穴位的定位最难，棘突是主要体表标志，体形肥胖者很难找准穴位。解决方法一是从大椎开始向下逐个按压棘突，并用墨点标记，即"数脊椎"。方法二是结合穴位按压法，查找反应点，《灵枢·背腧》里的"欲得而验之，按其处，应在中而痛解，乃其腧也"。此方法也同样适用于督脉穴位的定位。临床上，反应点可能出现在督脉、足太阳膀胱经穴位或者华佗夹脊穴上，也可能在非穴位上，就是阿是穴。

2. 严格掌握进针深度

人体后背正中椎管内为脊髓，针刺时一定要避免针尖刺入椎管内。古人注意到针刺督脉穴位可能会损伤脊髓，《素问·刺禁论》说"刺脊间中髓，为伛"，伛是脊背弯曲。由于古人对脊椎解剖尚不完全了解，加之针具和技术上的问题，针刺导致脊髓损伤可能比较多见，后果也很严重。《灵枢·背腧》针对背俞穴的刺激方法提出"灸之则可，刺之则不可"，即只艾灸不针刺，意在避免不必要的伤害，此原则也同样适用于督脉穴位。在实际工作中，如果熟悉脊背部的解剖并严格按照规程操作，针刺脊背部的督脉穴位是十分安全的。

脊背两个棘突之间的解剖层次由浅到深依次为皮肤、浅筋膜、深筋膜、棘上韧带、棘间韧带、黄韧带、硬脊膜、硬膜外腔隙，最后是脊髓。俯卧位时，由于胸椎各棘突略向下倾斜，针刺时应以同样角度将针在两个棘突之间刺入，针尖刺入黄韧带即可，不能刺入硬膜外腔隙（图 11）。研究显示，孕妇腰椎段皮肤至黄韧带前缘的距离为 3.5～6.0cm，虽然尚缺少普通人群脊柱胸椎段皮肤到硬膜外腔隙距离的数据，但选用长度为 1寸（25mm）的毫针刺入针体的一半，并根据年龄和体形调整进针角度和深度，是安全的。

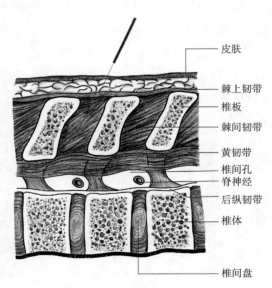

图 11　针刺督脉穴位示意图

四、选穴依据

(一)中医理论

五脏六腑之气血输注于脊背部的督脉和足太阳膀胱经上,刺激背部能调整脏腑功能,达到治疗目的。张景岳在给夫人刮痧的病案中,就对刮拭背部治病的机制进行了分析,他写道:"愈后细穷其义,盖以五脏之系,咸附于背,故向下刮之,邪气亦随而降。凡毒气上行则逆,下行则顺,改逆为顺,所以得愈。虽近有两臂刮沙之法,亦能治痛,然毒深病急者,非治背不可也。"清代叶天士也说"脏脉附背,督脉行身之背"(《临证指南医案·吐血》),并且在《临证指南医案·痰饮》中,针对风寒引动宿邪的痰饮证,叶天士还提出"法当暖护背心,宿病可却"的治疗原则。虽然张景岳刮痧所治病症可能属于急性胃肠炎,叶天士所说的痰饮证也与胃食管反流无关,但胃背相通,治背可以安胃。采用同样的方法治疗胃食管反流病,属于异病同治。

胃食管反流病基本病机为中焦脾胃气机升降失调,所表现的症状都可以从胃气上逆、气结中焦、脾失健运三个方面解释,可影响到上焦、下焦乃至周身。作为治疗胃食管反流病的基础方,督脉十穴以至阳穴为中心。该穴位于中焦、上焦之间,配合中焦的第 8 胸椎棘突下(非经穴)、筋缩、中枢、脊中和第 12 胸椎棘突下(非经穴),以及上焦的灵台、神道、第 4 胸椎棘突下、身柱,主要针对的是胃食管反流病的病位和基本病机。

明代杨继洲《针灸大成》记载督脉的脊中穴主治"腹满,不能食";至阳穴主治"胃中寒气,不能食"。日本学者代田文志所著《针灸临床治疗学》记载,一般胃酸过多症的患者会在至阳及旁开五分处有特殊反应点,并且建议在这些部位施灸治疗。笔者在临床中也发现,胃食管反流病患者在至阳或者偏左侧的位置压痛出现的频次较多,压痛程度也较高,而且在此部位施以针刺、点刺加拔罐放血取得了较好的疗效。随后的研究表明,胃食管反流病患者在背部 $T_3 \sim T_{12}$ 棘突下或其附近都存在不同程度的压痛,与健康人相比,胃食管反流病患者在 $T_5 \sim T_7$ 棘突下或其附近的压痛最为突出,因此将 $T_3 \sim T_{12}$ 棘突下的穴位和非穴位作为治疗胃食管反流病的主要穴位,也是"以痛为输"选穴原则的最好体现。

（二）西医机制

从现代医学角度看，除少数结构异常外，绝大多数胃食管反流病都是由动力障碍引起的。传统上调整消化道动力的穴位主要选取足阳明胃经、任脉经穴和足太阳膀胱经的背俞穴。从神经解剖学角度看，后背部督脉以及两侧的华佗夹脊穴，位于大脑中枢和内脏之间，是调整内脏动力的开关。

与反流相关的脏器主要是食管和胃，其运动主要受到交感和副交感神经的调节。食管和胃的副交感神经都来自左、右迷走神经。食管的交感神经支配来自 $T_4 \sim T_6$ 的交感神经节的一部分节后纤维，胃的交感神经支配来自 $T_6 \sim T_{10}$ 的交感神经纤维。这两种神经对同一器官的作用通常是拮抗的，但在整体上它们的活动又是对立统一互相协调的。副交感神经能促进食管和胃的运动、增加胃液分泌。导致胃食管反流的动力障碍主要有胃动力不足、食管下括约肌一过性松弛、食管无效蠕动等，刺激迷走神经更有针对性，但迄今尚未见到类似尝试，原因可能与迷走神经能刺激胃酸分泌有关。临床上曾经有将迷走神经切断术用于替代胃切除术治疗十二指肠溃疡的病例。交感神经的作用则相反，能抑制胃肠道运动，减少胃酸分泌。交感神经的主要作用是抑制胃肠道运动，但当胃肠道紧张性太低或者不活动时，交感神经的冲动则可提高并兴奋中枢。

在脊背部刺激交感神经，能抑制交感神经兴奋，使得副交感神经发挥更大作用，因而起到促进胃肠运动的作用。此外，导致胃食管反流病的原因不仅仅是胃动力不足，还可能是食管及胃肠动力紊乱，甚至亢进，如白天以立位为主的反流就是由胃动力亢进导致胃内压力增大引起的，而针灸等刺激督脉十穴正可以调整紊乱或抑制亢进的状态。督脉经穴特别是华佗夹脊穴的位置，正好位于交感神经节的位置，而背俞穴的位置则与脊神经关系更密切，因此，从诊断和治疗内脏疾病的角度，督脉经穴和华佗夹脊穴的位置更重要。

通过以上分析，选用督脉十穴作为治疗胃食管反流病的主穴，是从临床实际出发，并且以中医理论为指导，结合现代医学研究中有关脊背与食管和胃的神经解剖认识，于脊背部施以治疗，能通督脉而调脾胃，使脾气得升，胃气得降，中焦气机畅达，则不治酸而酸自止，达到治本的目的。经临床验证，这种方法治疗胃食管反流病效果显著，操作简便，且安全无不良反应。

第三节 食管外症状的配穴和针刺方法

胃内容物沿着食管向上逆行，会损伤相邻及相关联的器官和组织，导致多种食管外症状，涉及咽喉、气管、肺、口腔、五官、心脏、头和背部等。对于有典型反流症状同时伴有食管外症状的患者，或者仅以食管外症状为主的患者，在治疗上都可以选用督脉十穴作为基本方，通督降逆，调理中焦以治本。同时，可以根据所伴随的不同食管外症状，对症选取穴位以治标。对于许多患者，单纯治本就可以解决问题，也有些患者需配合相应治标的方法。针灸治疗胃食管反流病本身及其并发症可以起到标本兼治的作用，是临床十分实用且有效的方法。

本节介绍治疗食管外症状配穴和针刺操作方案。

一、肺脏疾病

喉与气道和肺相通，当胃内容物上行至咽喉受到会厌阻挡后，会折返进入气道，最终侵袭肺脏。反流物侵袭刺激咽喉、气管和肺，则会出现咳嗽、胸闷憋气；刺激喉咙和气管会导致喉和气管痉挛，出现类似哮喘的表现。肺为娇脏，不耐邪侵，更不耐胃中浊气侵袭，倘若反流物（尤其是气态物）长期刺激肺脏，则会导致多发肺结节、间质性肺炎、慢性阻塞性肺气肿、肺纤维化等一系列严重后果。

（一）咳嗽

胃食管反流引发咳嗽的特点为咽痒、干咳少痰或者痰多。咳嗽与进食相关，如餐后咳嗽，或进食某种食物后咳嗽，或饱餐后咳嗽加重。咳嗽与卧位相关，夜间发作，右侧卧位时咳嗽加重，左侧卧位时减轻；或者入睡后数小时发作，或晨起时咳嗽发作或加剧；可因感受寒暑失宜而诱发或加重。

【配穴】

可配合肺俞、大椎、孔最。穴位定位依据中华人民共和国国家标准

GB/T 12346—2021《经穴名称与定位》。

肺俞：膀胱经腧穴，肺之背俞穴。在脊柱区，第3胸椎棘突下，后正中线旁开1.5寸。

大椎：督脉腧穴。在脊柱区，第7颈椎棘突下凹陷中，后正中线上。

孔最：肺经郄穴。在前臂前区，腕掌侧远端横纹上7寸，尺泽与太渊连线上。

【操作方法】

于施术部位采用75%酒精棉球常规消毒。选用0.3mm×25mm一次性无菌针灸针，于双侧肺俞向脊柱方向斜刺0.5～0.8寸，大椎向上斜刺0.5～0.8寸，并根据患者年龄和体形对两个穴位的进针深度做出调整；选用0.3mm×40mm一次性无菌针灸针，双侧孔最直刺0.5～1.0寸，使局部酸胀沉重，以有针感向前臂放射为佳。进针后施以提插捻转手法，频率为20r/min左右，平补平泻，以得气为度。刺毕，留针30分钟，起针后按压针孔。治疗疗程与督脉十穴相同。

【注意事项】

在针刺操作时，针刺肺俞应该向脊柱方向斜刺，并且严格掌握进针深度，忌直刺、深刺，以免导致气胸。针刺大椎时应该在两个棘突间向上斜刺，忌直刺、深刺，以免刺入椎管损伤脊髓。针刺孔最应注意避开桡动、静脉，防止刺破血管，引起出血。

【其他说明】

胃食管反流性咳嗽是由胃的酸性内容物沿着食管逆行刺激咽喉，甚至进入气管和肺部导致的，部分患者可伴有反酸、烧心，还有许多患者完全没有反流症状或其他消化道表现。对于慢性咳嗽，需要仔细问诊并结合相关检查，避免误诊误治。治疗胃食管反流是本病的关键，所以在操作时一定要采用督脉十穴通督降逆，同时配合肺俞、大椎、孔最以起到标本兼治的作用。

（二）哮喘

胃食管反流病患者上行的胃内容物刺激喉和气管，使之痉挛、收缩，进而造成气道狭窄或声门闭塞，表现为吸气困难，有窒息感，严重者会危及生命。此种哮喘的发作在睡眠、进食或平卧时加重，寒暑失宜也会诱发或者加重。

【配穴】

可配合大椎、定喘、肺俞、尺泽、鱼际。穴位定位依据中华人民共和国国家标准 GB/T 12346—2021《经穴名称与定位》。

大椎：督脉腧穴。在脊柱区，第 7 颈椎棘突下凹陷中，后正中线上。

定喘：经外奇穴。在脊柱区，横平第 7 颈椎棘突下，后正中线旁开 0.5 寸。

肺俞：膀胱经腧穴，肺之背俞穴。在脊柱区，第 3 胸椎棘突下，后正中线旁开 1.5 寸。

尺泽：肺经合穴。在肘区，肘横纹上，肱二头肌腱桡侧缘凹陷中。

鱼际：肺经荥穴。在手外侧，第 1 掌骨桡侧中点赤白肉际处。

【操作方法】

于施术部位采用 75% 酒精棉球常规消毒。选用 0.3mm×25mm 一次性无菌针灸针，于大椎向上斜刺 0.5～0.8 寸，双侧定喘向脊柱方向斜刺 0.5～0.8 寸，双侧肺俞向脊柱方向斜刺 0.5～0.8 寸，并根据患者年龄和体形对这些穴位的进针深度做出调整；双侧鱼际穴直刺 0.3～0.5 寸。选用 0.3mm×40mm 一次性无菌针灸针，双侧尺泽直刺 1～1.2 寸。进针后施以提插捻转手法，频率为 20r/min 左右，平补平泻，以得气为度。刺毕，留针 30 分钟，在留针期间无须行针，之后常规起针，按压针孔。治疗疗程与督脉十穴相同。

【注意事项】

针刺大椎和肺俞的注意事项同上述咳嗽的治疗。针刺尺泽时要避开静脉，不可过深，避免刺入关节腔内，导致针体弯曲或者折断。

【其他说明】

胃食管反流病引起的哮喘与过敏性哮喘有很大不同，虽然有些患者在冬春或秋冬季节哮喘发作，但多数患者长年发病，久治不愈，没有季节发作特点。此类哮喘应用激素和氨茶碱等治疗后反见加重，因为这些药物可降低食管下括约肌压力而使反流症状加重。对久治不愈的哮喘患者，必须考虑是否存在胃食管反流，24 小时食管内 pH 监测是可靠的诊断方法。对于无监测条件或不能接受本方法的检查者，可试用针刺进行试验性治疗以明确诊断。

二、咽喉疾病

胃内容物逆行至咽喉部能引发咽干、咽痛、痒感、烧灼感、异物感、黏腻不爽、频繁清嗓、声音嘶哑、打鼾、呼吸或吞咽困难，以及酸、苦、甜、辣、咸等异常味觉，是临床常见胃食管反流病的食管外症状。咽喉长期受到反流物刺激还会出现腺样体肥大、声带白斑或息肉，甚至喉癌、鼻咽癌。咽喉部不适常于夜间觉醒时或晨起发作或加重，或在饱食、平卧后加重，或因饮食不当而诱发，可伴有刺激性咳嗽，用力可咳出分泌物，甚或作呕。

【配穴】

可配合列缺、照海、太溪、天突、大椎、耳尖。穴位定位依据中华人民共和国国家标准 GB/T 12346—2021《经穴名称与定位》。

列缺：肺经络穴，八脉交会穴通任脉。在前臂，腕掌侧远端横纹上1.5寸，拇短伸肌腱与拇长伸肌腱之间，拇长展肌腱沟的凹陷中。

照海：肾经腧穴，八脉交会穴通阴跷脉。在踝区，内踝尖下1寸，跟骨结节内侧凹陷中。

太溪：肾经输穴、原穴。在踝区，内踝尖与跟腱之间的凹陷中。

天突：任脉腧穴。在颈前区，胸骨上窝中央，前正中线上。

大椎：督脉腧穴。在脊柱区，第7颈椎棘突下凹陷中，后正中线上。

耳尖：经外奇穴。在耳区，外耳轮的最高点。

【操作方法】

于施术部位采用75%酒精棉球常规消毒。选用0.3mm×25mm一次性无菌针灸针，双侧列缺向前臂方向斜刺0.5～0.8寸，双侧照海直刺0.5～0.8寸，大椎向上斜刺0.5～0.8寸，并根据患者年龄和体形对这些穴位的进针深度做出调整。选用0.3mm×40mm一次性无菌针灸针，双侧太溪直刺1～1.2寸，天突先直刺0.2～0.3寸，然后将针尖向下，紧靠胸骨柄后方刺入0.5～1.0寸。进针后施以提插捻转手法，频率为20r/min左右，平补平泻，以得气为度。刺毕，留针30分钟，在留针期间无须行针，之后常规起针，按压针孔。待患者针刺结束，嘱其坐位，选用一次性采血针点刺双侧耳尖，挤按出血数滴。治疗疗程与督脉十穴相同。

【注意事项】

针刺大椎的注意事项同上述咳嗽的治疗。针刺天突时必须严格掌握进针角度和深度，进针后宜采用捻转手法促使穴位得气，以防刺伤肺脏和有关动静脉。耳尖点刺出血时以出血颜色由深红转为淡红为度。

【其他说明】

由于反流物对咽喉局部组织的刺激，胃食管反流引起的咽喉部不适常伴随咽部慢性炎症，表现为咽干、咽痛、咽痒、咽喉异物感、频繁清嗓、多语后声音嘶哑等。这些症状的缓解较反流本身而言存在滞后性，且易反复发作。在治疗上容易被咽喉局部症状误导，认为其存在热象，采用凉药对症治疗，导致常规用药无效或即使有效但停药即复发甚至症状加重的现象。因此，首先要辨别咽喉问题的根源何在，再明辨病性。

三、心脏疾病

胃内容物沿着食管向上逆行直接刺激食管导致胸骨后疼痛，还可能放射至后背、肩部、颈部、牙和耳后等部位。由于食管与心脏的交感神经支配有部分节段重合，反流物刺激食管会反射性地引发心血管系统功能紊乱，导致心脏传导功能障碍，出现心动过速、心动过缓、期前收缩、心房颤动等心律失常表现，还可能引发冠状动脉痉挛，导致心肌缺血，出现心前区不适或隐痛，少数呈针刺样或压榨样疼痛，持续时间短者几秒，长者数小时，严重的还可能发生心肌梗死。

【配穴】

可配以心俞、膻中、内关、公孙。穴位定位依据中华人民共和国国家标准 GB/T 12346—2021《经穴名称与定位》。

心俞：膀胱经腧穴，心之背俞穴。在脊柱区，第 5 胸椎棘突下，后正中线旁开 1.5 寸。

膻中：任脉腧穴，心包之募穴。在上腹部，横平第 4 肋间隙，前正中线上。

内关：心包经络穴，八脉交会穴通阴维脉。在前臂前区，腕掌侧远端横纹上 2 寸，掌长肌腱与桡侧腕屈肌腱之间。

公孙：脾经络穴，八脉交会穴通冲脉。在跖区，第 1 跖骨基底的前下缘赤白肉际处。

【操作方法】

于施术部位采用 75% 酒精棉球常规消毒。选用 0.3mm × 25mm 一次性无菌针灸针，双侧心俞向脊柱方向斜刺 0.5～0.8 寸，膻中向上或下平刺 0.5～0.8 寸。双侧内关直刺 0.5～0.8 寸，双侧公孙直刺 0.5～0.8 寸。针刺膻中时采用快速针刺法，针尖与皮肤呈 15° 左右，快速进针，针尖朝向肚脐。进针后施以提插捻转手法，频率为 20r/min 左右，平补平泻，以得气为度。刺毕，留针 30 分钟，在留针期间无须行针，之后常规起针，按压针孔。治疗疗程与上述督脉十穴相同。

【注意事项】

针刺心俞要注意方向和角度，不能直刺、深刺。内关穴下有正中神经，针刺时如果出现触电感向手指放射，要将针稍退出，调整进针方向再针刺，以免损伤神经。

【其他说明】

胸痛分为心源性和非心源性两种，其中胃食管反流病是非心源性胸痛中最常见的因素。胃食管反流病引发的胸痛，可伴有反酸、烧心等典型反流症状，也可能缺乏典型表现，并且其症状表现可局限于胸骨后或剑突下，也可能出现在左胸，甚至疼痛可向左上肢放射，特别是后者临床中很容易与缺血性心脏病相混淆。临床上胸痛患者首先要到心内科就诊，如果经过严格检查排除心脏疾病并且没有报警症状，就可以考虑食管源性胸痛的可能性，以针灸督脉十穴法为主进行治疗。

四、背部诸症

胃食管反流病引起的背部不适包括疼痛、凉热、胀闷等，位置多在背部两肩胛骨之间。一些患者可伴随心前区疼痛或憋闷，出现胸痛彻背、背痛彻心，这种不适还可向颈肩部及胁肋部放射。这与胃和食管的神经节段支配及牵涉痛原理密切相关。反流引起的背部不适通常发生在餐后或餐中，不良情绪、寒凉天气、卧位等都是其症状加重的因素。

【配穴】

可配以委中、承山、昆仑、太溪、阿是穴。穴位定位依据中华人民共和国国家标准 GB/T 12346—2021《经穴名称与定位》。

委中：膀胱经合穴，膀胱之下合穴。在膝后区，腘横纹中点。

承山：膀胱经腧穴。在小腿后区，腓肠肌两肌腹与肌腱交角处。

昆仑：膀胱经经穴。在踝区，外踝尖与跟腱之间的凹陷中。

太溪：肾经输穴、原穴。在踝区，内踝尖与跟腱之间的凹陷中。

阿是穴：在后背疼痛部位按压探寻压痛等反应点。

【操作方法】

于施术部位采用 75% 酒精棉球常规消毒。选用 0.3mm×25mm 一次性无菌针灸针，背部阿是穴斜刺或平刺 0.5～0.8 寸。选用 0.3mm×40mm 一次性无菌针灸针，双侧委中、承山、昆仑、太溪均直刺 1.0～1.2 寸。进针后施以提插捻转手法，频率为 20r/min 左右，平补平泻，以得气为度。刺毕，留针 30 分钟，在留针期间无须行针，之后常规起针，按压针孔。治疗疗程与上述督脉十穴相同。

【注意事项】

针刺背部穴位时，要根据穴位具体位置选择进针角度及深度，不可直刺、深刺，避免损伤内脏。

【其他说明】

胃食管反流病引起的背部不适是本病重要的食管外症状之一，但目前对这一现象的认识远远不足，甚至存在误区。对于有典型反流症状的背痛患者，可根据其反流与背部症状之间的联系进行诊断，对于仅以背部不适为主症的患者，可采用针刺督脉十穴进行试验性治疗以辅助诊断。有些反流引起的背痛会同时伴有心前区疼痛，并向左侧肩部、上肢、小指处放射，与心绞痛发作十分相似。多数患者心脏方面的检查无异常，但也有部分患者伴随心脏客观检查的异常，极易造成误诊误治。此时，应首先排除心脏的问题，同时建议患者进行 24 小时食管内 pH 监测以帮助诊断。在反流引起背部不适的治疗方面，以督脉十穴为主，一方面发挥背部经穴的局部作用，另一方面通督降逆，从根本上解决反流的问题。

五、口腔疾病

胃内容物突破咽喉屏障进入口腔，会对口腔软组织造成伤害，常见口干、口水多、口中异味或黏腻不爽、口臭、口腔溃疡，以及口腔或舌体感觉异常，如烧灼感、疼痛、麻木等。反流物中的酸性物质还会损伤牙周软组织，导致牙龈出血、牙龈萎缩、咀嚼无力等。并且长期反流还会损伤牙釉质，表现为牙釉质的颜色变成白雾色，进而发展成褐色，牙齿质地由硬变软，龋病发生率升高；损伤到牙本质中层或者深层后，牙齿会出现冷热刺激痛、咬合痛，吸冷气也会出现牙齿的刺激性疼痛，以及牙齿稀疏、容易折断及脱落。

【配穴】

可配以颊车、下关、合谷、足三里、太冲、公孙。穴位定位依据中华人民共和国国家标准 GB/T 12346—2021《经穴名称与定位》。

颊车：胃经腧穴。在面部，下颌角前上方一横指（中指）。

下关：胃经腧穴。在面部，颧弓下缘中央与下颌切迹之间凹陷中。

合谷：大肠经原穴。在手背，第 2 掌骨桡侧的中点处。

足三里：胃经合穴，胃之下合穴。在小腿外侧，犊鼻下 3 寸，犊鼻与解溪连线上。

太冲：肝经输穴、原穴。在足背，第 1、2 跖骨间，跖骨底结合部前方凹陷中，或触及动脉搏动。

公孙：脾经络穴，八脉交会穴通冲脉。在跖区，第 1 跖骨基底的前下缘赤白肉际处。

【操作方法】

于施术部位采用 75% 酒精棉球常规消毒。选用 0.3mm × 25mm 一次性无菌针灸针，双侧颊车、下关、合谷、太冲、公孙直刺 0.5～0.8 寸；选用 0.3mm × 40mm 一次性无菌针灸针，双侧足三里直刺 1.0～1.2 寸。进针后施以提插捻转手法，频率为 20r/min 左右，平补平泻，以得气为度。刺毕，留针 30 分钟，在留针期间无须行针，之后常规起针，按压针孔。治疗疗程与上述督脉十穴相同。

【注意事项】

针刺下关时应闭口取穴，留针时不可做张口动作，以免弯针或断针。

【其他说明】

胃食管反流引起的口腔疾病表现多样，其中以口苦口干、口中黏腻、口腔溃疡、牙侵蚀为多见。口苦口干常于晨起或夜间觉醒时出现，其程度与前一日晚餐有直接关系。传统中医理论认为，口苦、口腔溃疡多由肝胆火旺所致，治疗上常采用一派寒凉之品。又根据"肾主骨""齿为骨之余"的理论,治疗牙齿疾病时则多从补肾入手。但需要注意的是,临床中相当一部分患者的口苦症状是由胆汁反流引起的,观其舌脉也可发现并无热证。口腔溃疡及牙侵蚀症也由胃中酸性物质上逆腐蚀口腔黏膜所致。因此,对于口腔疾病,重在辨病位与病性,明确胃与口腔的内在联系,慎用寒凉或滋补药物。

六、鼻、耳、眼疾病

胃在结构上与鼻、耳、眼直接相通,通过鼻咽与鼻相通,通过咽鼓管与耳相通,通过鼻泪管与眼相通,胃内容物经食管逆行能直接通过腔道对这些器官造成严重损害。

(一)鼻部疾病

胃食管反流病患者的胃内容可反流到鼻腔引起鼻部症状,反流物长期刺激鼻黏膜可导致慢性鼻炎,多表现为晨起鼻塞重、打喷嚏、流鼻涕,或鼻涕倒流、嗅觉减退或消失、鼻息肉等,还可表现为鼻窦炎和鼻源性头痛。

【配穴】

可配以迎香、印堂、上星、合谷、足三里。穴位定位依据中华人民共和国国家标准 GB/T 12346—2021《经穴名称与定位》。

迎香:大肠经腧穴。在面部,鼻翼外缘中点旁,鼻唇沟中。

印堂:督脉腧穴。在头部,在两眉毛内侧端中间的凹陷中。

上星:督脉腧穴。在头部,前发际正中直上 1 寸。

合谷:大肠经原穴。在手背,第 2 掌骨桡侧的中点处。

足三里:胃经合穴,胃之下合穴。在小腿外侧,犊鼻下 3 寸,犊鼻与解溪连线上。

【操作方法】

针刺督脉十穴后,患者改为仰卧位。于施术部位采用 75% 酒精棉球常规消毒。选用 0.3mm×25mm 一次性无菌针灸针,双侧迎香向内上平刺 0.5～0.8 寸;印堂提捏穴位局部皮肤,采用与皮肤成 15° 的平刺法,向鼻尖方向平刺 0.5～0.8 寸;上星向鼻部平刺 0.5～0.8 寸;双侧合谷斜向上刺 0.5～0.8 寸。选用 0.3mm×40mm 一次性无菌针灸针,双侧足三里直刺 1～1.2 寸。进针后施以提插捻转手法,频率为 20r/min 左右,平补平泻,以得气为度。刺毕,留针30分钟,在留针期间无须行针,之后常规起针,按压针孔。治疗疗程与上述督脉十穴相同。

【注意事项】

患者接受针刺治疗先俯卧后仰卧,整个治疗时间较长,注意变换体位时可适当活动身体,注意保暖。

【其他说明】

胃食管反流发生时,胃内容物可反流至鼻腔,刺激鼻黏膜引起慢性炎症,导致鼻黏膜对外界刺激敏感度增加,产生防御性反射动作——打喷嚏及其他鼻炎症状。由反流引起的鼻炎和过敏性鼻炎症状相似,但二者有本质区别:第一,反流引起的鼻炎无明显季节性,过敏性鼻炎的发作有明显的季节性;第二,反流引起的鼻炎在清晨和睡醒时症状最明显,这是由于人体长时间处于卧位状态,胃内容物更容易反流到鼻部,而过敏性鼻炎则在接触过敏原后发作,如粉尘或有害气体。

(二)耳部疾病

反流物进入咽鼓管的情况也很常见,会导致耳部出现堵塞憋闷感,甚至咽鼓管炎症。如果反流物进入耳鼓室,则会导致耳鸣、耳痒、听力下降、耳聋、反复中耳炎发作、鼓膜塌陷等。反流物刺激外耳道会表现为耳垢等分泌物增多、瘙痒、湿疹等。

【配穴】

可配以翳风、耳门、听宫、听会、中渚、阳陵泉和足临泣。穴位定位依据中华人民共和国国家标准 GB/T 12346—2021《经穴名称与定位》。

翳风:三焦经腧穴。在颈部,耳垂后方,乳突下端前方凹陷中。

耳门:三焦经腧穴。在耳区,耳屏上切迹与下颌骨髁突之间的凹陷中。

听宫:小肠经腧穴。在面部,耳屏正中与下颌骨髁状突之间的凹陷中。

听会:胆经腧穴。在面部,耳屏间切迹与下颌骨髁突之间的凹陷中。

中渚:三焦经输穴。在手背,第4、5掌骨间,第4掌指关节近端凹陷中。

阳陵泉:胆经合穴,胆之下合穴,筋会。在小腿外侧,腓骨头前下方凹陷中。

足临泣：胆经输穴，八脉交会穴通带脉。在足背，第4、5跖骨底结合部的前方，第5趾长伸肌腱外侧凹陷中。

【操作方法】

于施术部位采用75%酒精棉球常规消毒。选用0.3mm×25mm一次性无菌针灸针，双侧翳风直刺0.5～0.8寸，双侧耳门、听宫、听会均直刺0.3～0.5寸，双侧中渚、足临泣直刺0.3～0.5寸。选用0.3mm×40mm一次性无菌针灸针，双侧阳陵泉直刺0.8～1.2寸。进针后施以提插捻转手法，频率为20r/min左右，平补平泻，以得气为度。刺毕，留针30分钟，在留针期间无须行针，之后常规起针，按压针孔。治疗疗程与上述督脉十穴相同。

【注意事项】

针刺耳门、听宫、听会时，为取穴准确需请患者微张口，操作完成后留针过程中应使面颊保持放松状态，勿用力闭口或张口，以防弯针或断针。

【其他说明】

在耳的鼓室与鼻咽部之间，有一条通道，称为咽鼓管。成人咽鼓管的长度约为35mm，平时处于关闭状态，在张口、吞咽、呵欠、唱歌等情况下，口咽借助相关肌肉收缩而开放，以调节鼓室气压，其软骨部黏膜呈皱襞样，具有活瓣作用，故能防止咽部液体流入鼓室。当发生反流时，胃内酸性物质流入咽鼓管，侵蚀鼓室，从而引起耳部一系列症状。

（三）眼部疾病

反流物通过鼻泪管可刺激眼，会出现眼干涩、眼胀、眼痒、视物不清、目赤疼痛、眼分泌物增多、干眼症、结膜炎、角膜炎、鼻泪管堵塞、鼻泪管炎等。

【配穴】

可配以太阳、四白、太冲、阳陵泉、光明、耳尖。穴位定位依据中华人民共和国国家标准GB/T 12346—2021《经穴名称与定位》。

太阳：经外奇穴。在头部，眉梢与目外眦之间，向后约一横指的凹陷中。

四白：胃经腧穴。在面部，眶下孔处。

太冲：肝经输穴、原穴。在足背，第1、2跖骨间，跖骨底结合部前方凹陷中,或触及动脉搏动。

阳陵泉:胆经合穴,胆之下合穴,筋会。在小腿外侧,腓骨头前下方凹陷中。

光明:胆经络穴。在小腿外侧,外踝尖上5.0寸,腓骨前缘。

耳尖:经外奇穴。在耳区,在外耳轮的最高点。

【操作方法】

于施术部位采用75%酒精棉球常规消毒。选用0.3mm×25mm一次性无菌针灸针,双侧太阳、四白直刺0.3~0.5寸;双侧太冲、光明直刺0.5~0.8寸。选用0.3mm×40mm一次性无菌针灸针,双侧阳陵泉直刺0.8~1.2寸。进针后施以提插捻转手法,频率为20r/min左右,平补平泻,以得气为度。刺毕,留针30分钟,在留针期间无须行针,之后常规起针,按压针孔。待患者针刺结束,嘱其坐位,选用一次性采血针点刺耳尖,挤按出血。治疗疗程与上述督脉十穴相同。

【注意事项】

耳尖点刺出血时,出血颜色以由深红转为淡红为度。

【其他说明】

胃食管反流病引起的眼部疾病与其他原因造成的眼部疾病在表现上并无明显的差别,加之目前临床对于反流与眼部疾病相关性认识的不足,极易造成误诊误治。反流引起的眼部症状一般在晨起时最重,部分具有典型反流表现的患者经治疗后其反流症状减轻的同时眼部症状也会随之缓解。对于长期患有眼部疾病且迁延不愈的患者,需考虑胃食管反流的存在,可结合泪液胃蛋白酶检测明确诊断。

七、睡眠障碍

胃食管反流病患者常常伴有失眠,并且反流和睡眠障碍往往相互影响加重病情,严重影响患者的生活质量。按照反流发生的体位,胃食管反流病可以分为立位、卧位及混合体位三种。立位胃食管反流病发生在白天,夜间基本不会影响睡眠,而卧位和混合体位的胃食管反流病患者则常常伴有睡眠障碍。胃食管反流病导致的睡眠障碍表现多样,除通常的入睡难、睡眠浅、夜间觉醒、多梦、梦魇甚至彻夜难眠外,还有其自身特点,如夜间觉醒十分规律,多集中在0~3时,睡眠中频繁变换体位,以及习惯左侧卧位等，这些都与反流物刺激食管有关。临床所见，一些婴幼儿及儿童的睡眠障碍，如严重的失眠、频繁变换体位、多梦等，就可能与胃食管反流病有关。胃食管反流病导致的睡眠障碍与浊气上逆程度有关，浊气重则整夜睡眠差，浊气轻则前半夜较好，后半夜较差。对于个体而言，浊气上逆至食管或咽喉、口腔及达到致人觉醒的程度所需的时间有一定的规律，所以会出现规律性觉醒。此外，由浊气上逆导致的夜间脊背热、咳嗽等，也会加重睡眠障碍。所以，虽然一般来讲睡眠障碍是一种全身综合表现，但是在胃食管反流病患者身上，则更多是由中焦气结导致浊气上扰所致，这正是"胃不和则卧不安"的生动体现。

【配穴】

可配以百会、风池、安眠、申脉、照海、涌泉。穴位定位依据中华人民共和国国家标准 GB/T 12346—2021《经穴名称与定位》。

百会：督脉腧穴。在头部，前发际正中直上 5 寸。

风池：胆经腧穴。在颈后区，枕骨之下，胸锁乳突肌上端与斜方肌上端之间的凹陷中。

安眠：经外奇穴。在颈后区，翳风与风池连线的中点。

神门：心经输穴、原穴。在腕前区，腕掌侧远端横纹尺侧端，尺侧屈腕肌腱的桡侧缘。

申脉：膀胱经腧穴，八脉交会穴通阳跷脉。在踝区，外踝尖直下，外踝下缘与跟骨之间凹陷中。

照海：肾经腧穴，八脉交会穴通阴跷脉。在踝区，内踝尖下 1 寸，内踝下缘边际凹陷中。

涌泉：肾经井穴。在足底，屈足卷趾时足心最凹陷中。

【操作方法】

于施术部位采用 75% 酒精棉球常规消毒。选用 0.3mm × 25mm 一次性无菌针灸针，百会向前或后平刺 0.5～0.8 寸，双侧风池向鼻尖方向直刺 0.5～0.8 寸，双侧安眠直刺 0.5～0.8 寸，双侧申脉和照海均直刺 0.3～0.5 寸，双侧涌泉直刺 0.5～0.8 寸。进针后施以提插捻转手法，频率为 20r/min 左右，平补平泻，以得气为度。刺毕，留针 30 分钟，在留针期间无须行针，之后常规起针，按压针孔。治疗疗程与上述督脉十穴相同。

【注意事项】

针刺风池穴时，一定要注意针刺角度和深度，严禁向上向内深刺以免损伤延髓。针刺申脉和照海时，针尖朝向对侧穴位。针刺涌泉时要防止刺伤足底动脉。

【其他说明】

有研究发现，62%的胃食管反流病患者睡眠质量受到影响，而在不明原因的失眠者中，胃食管反流病占了1/3。夜间反流会因食管受到刺激而唤醒患者，客观来讲，这种唤醒具有保护作用，一方面加快清除反流物，另一方面防止误吸，但是其引起的睡眠障碍则会严重影响患者的生活质量。对于此类患者单纯采用精神类药物治疗作用有限，治疗胃食管反流才是根本之策。

八、胃食管反流病伴有焦虑抑郁

胃食管反流病患者常因痛苦的躯体症状造成严重的心理问题，焦虑抑郁是最常见的表现。这是因为胃肠道组织的神经细胞数量与大脑相似，其生理病理改变也与大脑密切相关。从中医学角度来看，脾在志为思，正常的思维活动有赖于脾胃化生的气血来推动，过度的思虑则会导致中焦之气痞结，胃气不降，脾气不升，中焦不通，气血化生不足，一方面影响思维的灵敏度，另一方面加重焦虑情绪。反流症状与心理状态互相影响，互为因果，形成恶性循环。

【配穴】

可配以百会、四神聪、风池、风府、大陵、神门。穴位定位依据中华人民共和国国家标准 GB/T 12346—2021《经穴名称与定位》如下所示。

百会：督脉腧穴。在头部，前发际正中直上5寸。

四神聪：经外奇穴。在头部，百会前后左右各旁开1寸，共4穴。

风池：胆经腧穴。在颈后区，枕骨之下，胸锁乳突肌上端与斜方肌上端之间的凹陷中。

风府：督脉腧穴。在颈后区，枕外隆凸直下，两侧斜方肌之间凹陷中。

大陵：心包经输穴、原穴。在腕前区，腕掌侧远端横纹中，掌长肌腱与桡侧腕屈肌腱之间。

神门：心经输穴、原穴。在腕前区，腕掌侧远端横纹尺侧端，尺侧屈腕肌腱的桡侧缘。

【操作方法】

于施术部位采用 75% 酒精棉球常规消毒。选用 0.3mm×25mm 一次性无菌针灸针，百会向前或后平刺 0.5～0.8 寸，四神聪向百会方向平刺 0.5～0.8 寸，双侧风池向鼻尖方向直刺 0.5～0.8 寸，风府向下颌方向直刺 0.5～0.8 寸，双侧大陵和神门均直刺 0.3～0.5 寸。进针后施以提插捻转手法，频率为 20r/min 左右，平补平泻，以得气为度。刺毕，留针 30 分钟，在留针期间无须行针，之后常规起针，按压针孔。治疗疗程与上述督脉十穴相同。

【注意事项】

针刺风府时使患者取正坐位，头微前倾，项部放松，针尖向下颌方向缓慢刺入，不可向上深刺，以免刺入枕骨大孔，伤及延髓。风池针刺方法同前睡眠障碍所述。针刺大陵、神门时要注意避开正中神经和尺神经。

【其他说明】

胃食管反流病引起的焦虑抑郁状态通常与睡眠障碍同时发生，三者互相影响。对于此类患者，针刺方案的选择重点在于督脉十穴。督脉入属于脑，脑为元神之府，主司精神活动，督脉穴位能够有效地治疗情志类疾病，同时调畅脾胃气机，标本兼治。需要注意的是，与具有典型反酸、烧心症状的患者相比，以不典型或食管外症状为主要表现的反流患者的焦虑抑郁程度可能更高，尤其以长期咳嗽、哮喘、胸痛、背痛、耳鸣、睡眠障碍等为主症的患者其情绪更易受到影响。因此，首先应正确辨病，知其根源，从根本入手。此外，对于病程较长的患者来说，即使其情绪未见明显异常，且焦虑抑郁量表也未达诊断标准，也建议医者在诊治时兼顾对其精神情绪进行调整。

九、十二指肠胃食管反流（胆汁反流）

胃食管反流往往还伴有胆汁反流，发生的原因与胃的幽门和十二指肠动力异常有关。当幽门口松弛，十二指肠收缩，肠内压力增大时，就可能导致胆汁和胰液反流到胃内，刺激胃壁形成胆汁反流性胃炎。如果同时患有胃食管反流，胆汁及胰液则可随着胃内容物继续向上逆行至口腔，导致口苦，甚至呕吐黄绿色苦水。该症状以夜间觉醒或晨起时明显，常同时伴有口干或口中黏腻。

【配穴】

可配以胆俞、肝俞、日月、期门、阳陵泉。穴位定位依据中华人民共和国国家标准 GB/T 12346—2021《经穴名称与定位》。

胆俞：膀胱经腧穴，胆之背俞穴。在脊柱区，第 10 胸椎棘突下，后正中线旁开 1.5 寸。

肝俞：膀胱经腧穴，肝之背俞穴。在脊柱区，第 9 胸椎棘突下，后正中线旁开 1.5 寸。

日月：胆经腧穴，胆之募穴。在胸部，第 7 肋间隙中，前正中线旁开 4.0 寸。

期门：肝经腧穴，肝之募穴。在胸部，第 6 肋间隙，前正中线旁开 4.0 寸。

阳陵泉：胆经合穴，胆之下合穴，筋会。在小腿外侧，腓骨头前下方凹陷中。

【操作方法】

于施术部位采用 75% 酒精棉球常规消毒。选用 0.3mm × 25mm 一次性无菌针灸针，双侧胆俞、肝俞向脊柱方向斜刺 0.5～0.8 寸，双侧日月、期门斜刺 0.5～0.8 寸。选用 0.3mm × 40mm 一次性无菌针灸针，双侧阳陵泉直刺 1.0～1.2 寸。进针后施以提插捻转手法，频率为 20r/min 左右，平补平泻，以得气为度。刺毕，留针 30 分钟，在留针期间无须行针，之后常规起针，按压针孔。治疗疗程与上述督脉十穴相同。

【注意事项】

针刺胆俞、肝俞、日月、期门时不可直刺、深刺，以免刺伤内脏。

【其他说明】

目前临床上对于胆汁反流的诊断仍无"金标准"，对于胆汁反流性胃炎胃镜的诊出率相对十二指肠胃食管反流较高。一些患者以口苦为主要症状，其胃镜等检查未见异常，此时要根据患者症状出现的时间（如晨起或夜间觉醒时出现）、症状加重因素（如餐后或多食后加重）以及其他胃部不适表现综合诊断，切忌见口苦即诊断其为肝胆火旺，应四诊合参，明辨病性。

第四节 验案选粹

本节介绍采用督脉十六穴为主治疗胃食管反流病的典型反流、以食管外症状为主的反流以及胆汁反流的验案。

一、典型胃食管反流病

病例: 杨某,男,67岁,2020年11月17日就诊。

主诉: 反酸伴胸骨后烧灼痛3年。

现病史: 患者自述于2017年初无明显诱因出现反酸,嗳气,伴胸骨后、咽喉、鼻腔烧灼感,疼痛难忍。反酸平卧位时明显,夜间熟睡时被反流物呛醒,频率为每周2~3次。反酸后食管、咽喉、鼻腔灼痛不适,胸骨后烧灼感由胸骨下段向上延伸至咽喉。嗳气餐后加重,胸闷,经常出长气。2019年12月就诊于某著名医院消化科门诊,胃镜检查结果:反流性食管炎(LA-C);浅表性胃炎。遵医嘱服泮托拉唑钠肠溶胶囊40mg,每日1次;复方阿嗪米特肠溶片150mg,每日3次;马来酸曲美布丁分散片200mg,每日3次,服药时症状消失。持续服药至2020年4月,因不方便外出就医停止服药。停药1~2周后病情复发,但程度较前稍有减轻,夜间反酸频率减少为每月2次,仍有呛醒;食管、咽喉、鼻腔烧灼感减轻,胸骨后烧灼感减轻,疼痛范围缩小;嗳气频次无明显改变。2020年6月就诊于北京某医院消化内科门诊,遵医嘱服埃索美拉唑镁肠溶片20mg,每日2次,服用45天,停药后症状再次反复,程度如前。2020年11月到我院针灸科就诊。症见:夜间反酸间歇性发作,频率为每月2次,伴鼻咽部灼痛,胸骨上段后侧灼痛,嗳气,胸闷,太息后闷胀缓解,纳可,二便调,舌体色紫暗,苔白腻,脉沉细弱。

既往史(含个人史、家族史等): 患糖尿病10余年,无遗传病及传染病病史。

督脉背段压痛查体: 至阳穴压痛(+++);灵台穴压痛(++);神道穴压痛(++)。

西医诊断: 反流性食管炎(LA-C);慢性非萎缩性胃炎。

133

中医辨证: 脾胃气虚,肝胃不和。

病案分析: 患者脾胃气虚,运化失常,脾失健运,滞浊不化,胃失和降,上逆为害,症见反酸、嗳气;胃中浊气沿食管逆而上行,刺激食管、咽喉、鼻腔,导致这些部位烧灼疼痛。平素易生闷气,喜出长气,乃肝气郁结,疏泄不利。

治疗原则: 健脾益气,和胃降逆,疏肝理气。

取穴处方: 选督脉十穴为基础方,配百会、四神聪、风府、风池(双侧)、合谷(双侧)、大陵(双侧)。

治疗方法: 患者取俯卧位,用75%酒精棉球于施术部位常规消毒。采用规格为0.3mm×25mm的一次性无菌针灸针,针刺督脉十穴时针身与皮肤表面呈45°向上斜刺0.5~0.8寸,针刺百会、四神聪时平刺0.5~0.8寸,针刺风池时向鼻尖方向刺0.5~0.8寸,针刺风府时向下颌方向刺0.5~0.8寸,针刺合谷时直刺0.5~0.8寸,针刺大陵时直刺0.3~0.5寸,施以平补平泻手法,局部酸胀后留针30分钟。起针后于背部沿督脉及双侧膀胱经刮痧,出痧后在至阳穴点刺放血留罐,其余区域采用普通留罐操作,留罐5分钟。针刺治疗每周3次,刮痧、拔罐治疗每周2次。嘱患者避免进食刺激性食物,勿过食肥甘,适当运动,避免紧张焦虑情绪,慎起居,适寒温。

治疗结果: 患者第一次针刺治疗后即停用西药,治疗4周(12次)后自述咽喉、鼻腔烧灼感消失,胸骨后灼痛减轻,疼痛局限在胸骨柄附近。夜间仅在头枕位较低时出现反酸,垫高枕头就寝时未出现呛醒症状,嗳气频率较前减少,心胸憋闷感减轻。治疗10周(30次)后随诊,患者自述第一次针灸治疗后再未出现夜间呛醒症状,仅吃肉食或饱餐后觉胸骨柄后隐隐疼痛。嗳气、胸闷症状明显缓解,心情愉悦。一年后随访病情未复发,仅在弯腰或吃较多肉食时胸骨柄附近略感不适。

二、慢性咳嗽

病例1: 李某,女,66岁,2018年11月24日就诊。

主诉: 咳嗽8年余。

现病史: 患者自述40年前开始出现烧心症状,天气转凉、吃甜食或难消化食物加重,自行服用碳酸氢钠片缓解,未经系统治疗。2010年因呕吐 4 天就诊于某医院，诊断为反流性食管炎、糜烂性胃溃疡，予输液止吐治疗，在此期间出现咳嗽症状，吃鸡蛋后加重。2014 年因咳嗽症状愈加明显就诊于北京某医院，经治疗后咳嗽症状略有好转，但出现晨起时咳嗽加重。2017 年 12 月 17 日因咳嗽、咳痰于北京某中医院经中药治疗，治法为疏肝化痰行气，服中药后略有好转。2018 年 11 月 13 日因咳嗽 3 日于北京某医院门诊治疗，诊断为咳嗽（痰浊阻肺证）、支气管炎，予头孢地尼分散片、桉柠蒎肠溶软胶囊、佐匹克隆、牛黄蛇胆川贝液、金莲花颗粒治疗。胸部 CT 检查：两肺纹理增多；右肺中叶微小结节灶。2018 年 11 月 24 日到我院针灸科就诊。症见：晨起咳嗽，周期性咳白色黏痰，换季或感冒后加重；食欲差食量少，反酸，烧心；大便干，每日 1 次；口干口苦；眠差，易醒，醒后不易入睡；舌质淡红，苔白腻，脉沉细弱。

既往史（含个人史、家族史等）： 患者既往体健，无过敏史，无遗传病及传染病病史。

督脉背段压痛查体： 至阳穴压痛(+++)；身柱穴偏左侧压痛(+)。

西医诊断： 慢性咳嗽；胃食管反流病。

中医辨证： 脾肺气虚，肺胃气逆。

病案分析： 患者起初即有烧心、胃部不适等症状，后出现咳嗽，饮食不适后加重，结合其晨起痰多等发病特点，综合诊断为胃食管反流性咳嗽。患者因素有胃疾，久病伤正，脾肺气虚，脾为生痰之源，肺为贮痰之器，脾气虚则津液运化失司，肺气虚则气机宣降失司，津液疏布不畅，积聚成痰，故周期性咳白色黏痰。脾为仓廪之官，气血生化之源，脾气虚则气血生成不足，卫外不固，节气转换时气候变化剧烈，容易感冒，咳嗽咳痰加重。

治疗原则： 健脾益气，和胃降逆，培土生金。

取穴处方： 选督脉十穴为基础方，配大椎、中府、天突、尺泽、孔最。

治疗方法： 患者先取俯卧位，用 75% 酒精棉球于施术部位常规消毒。采用规格为 0.3mm × 25mm 的一次性无菌针灸针，针刺督脉十穴及大椎时针身与皮肤表面呈 45° 向上斜刺 0.5～0.8 寸，针刺尺泽时直刺 0.5～0.8 寸，针刺孔最时直刺 0.5～0.8 寸，施以平补平泻手法，局部酸胀后留针 30 分钟。起针后于背部沿督脉及双侧膀胱经刮痧，出痧后在至阳穴点刺放血留罐,其余区域采用普通留罐操作,留罐 5 分钟。背部起罐后,患者取仰卧位,于中府和天突点刺放血拔罐,留罐 5 分钟。针刺治疗每周 3 次,刮痧、拔罐治疗每周 2 次。嘱患者避免进食刺激性食物,勿过食肥甘,适当运动,避免紧张焦虑情绪,慎起居,适寒温。

治疗结果:患者治疗 8 周(24 次)后,胃食管反流症状基本消失,咳嗽症状好转明显,偶有晨起咳嗽,无其他不适。2019 年 1 月 20 日于我院行胃部超声检查。检查结果:贲门形态规整,对比剂通过顺利,无明显反流;胃底周壁光滑,窦壁层次结构完整、清晰,黏膜皱襞无明显增粗;胃体部略增厚,厚约 0.56cm,表面不光整,回声增强,层次欠清晰;胃蠕动无异常;幽门开放自然,十二指肠球大小、形态及内部回声无异常。

病例 2:朴某,男,62 岁,2019 年 10 月 15 日就诊。

主诉:间断咳嗽、发热伴乏力 20 余年。

现病史:患者于 1999 年 7 月起,无明显诱因出现发热,体温 38.3℃左右,伴乏力、头痛持续 1 个月余,就诊于当地医院,诊断为肺炎,行输液治疗无效。后由当地医院转入某市第一医院,经输液治疗后体温恢复正常。2003 年至 2010 年期间间断出现咳嗽痰多,色白,能咯出,自觉发热,体温 37.5℃左右,伴乏力,头痛,每于夏季 6～9 月份症状加重,体力劳动受限,春、秋、冬季症状减轻,自服中药汤剂治疗(具体不详),效果不明显。2012 年至 2013 年因牙痛、频繁牙龈出血、牙齿松动,于牙科诊所行根管治疗、口腔种植体修复。2016 年无明显诱因出现胃痛,进食后加剧,反酸,无烧心,无恶心呕吐,无呕血、黑便,持续 4 天,于国外某医院体检,胃镜示慢性非萎缩性胃炎,肺部 CT 示肺气肿。2019 年 7 月在该国某医院体检,胃镜和肺部 CT 显示同样结果,余无明显异常。患者未进行系统治疗,咳嗽症状无缓解,于 2019 年 10 月 15 日来我院针灸科寻求明确诊断及治疗。就诊时症见:咳嗽,痰多色白,能咯出;反酸,时有胃胀胃痛,进食稍多即感不适;头晕头重,眼睛干涩,口微苦,晨起口臭,偶有牙龈出血,外耳道分泌物增多;自觉全身发热,自测体温 36.6～37℃,乏力,脊背酸痛伴下坠感,身体发热时无法步行及久坐(时间少于 5 分钟);纳少,眠差,多梦,夜间 11 时～凌晨 2 时规律性早醒,醒后难于入睡。舌紫暗有裂纹,苔白腻,脉弦。

既往史（含个人史、家族史等）：患者平素喜食辛辣食物，体弱易感冒，否认遗传病和胃食管反流病病史。

督脉背段压痛查体：至阳穴靠左压痛（+++）。

西医诊断：发热待查；慢性咳嗽；胃食管反流病。

中医辨证：脾肺气虚，胃气上逆，气虚发热。

病案分析：患者有慢性胃病史，并有反酸的典型反流表现，同时口腔诸症和睡眠障碍也符合胃食管反流病的表现特点，故根据患者临床综合表现和病史，诊断为胃食管反流性咳嗽。患者长年间断出现自觉发热、乏力症状。《素问·调经论》云："有所劳倦，形气衰少，谷气不盛，上焦不行，下脘不通，胃气热，热气熏胸中，故内热。"本病例的病机与此论述颇相符合，即劳伤脾胃，导致脾胃气虚，中焦痞结不通，郁而化热。此外，患者病症每于夏季6～9月份症状加重，春、秋、冬季症状减轻，也与脾有关。五脏各以其时受病，《素问·脏气法时论》谓"脾主长夏"，脾喜燥而恶湿，长夏湿热之气最盛，湿热容易困脾，导致脾胃的升清降浊运化功能减弱，因此出现症状具有明显的季节性特点。

治疗原则：健脾和胃，益气退热。

取穴处方：选督脉十穴为基础方，配大椎、风池、风府、百会、孔最。

治疗方法：患者取俯卧位，用75%酒精棉球于施术部位常规消毒。采用规格为0.3mm×25mm的一次性无菌针灸针，针刺督脉十穴及大椎时针身与皮肤表面呈45°向上斜刺0.5～0.8寸，针刺风池时向鼻尖方向刺0.5～0.8寸，针刺风府时向下颌方向刺0.5～0.8寸，针刺百会时向前平刺0.5～0.8寸，针刺孔最时直刺0.5～0.8寸，施以平补平泻手法，局部酸胀后留针30分钟。起针后于背部沿督脉及双侧膀胱经刮痧，出痧后在至阳穴靠左的压痛点及大椎穴点刺放血留罐，其余区域采用普通留罐操作，留罐5分钟。针刺治疗每周3次，刮痧、拔罐治疗每周2次。嘱患者避免进食刺激性食物，勿过食肥甘，适当运动，避免紧张焦虑情绪，慎起居，适寒温。

治疗结果：患者治疗2周（6次）后，咳嗽频次稍减，痰量减少，反酸减轻，自觉全身仍有发热但热度降低，乏力症状明显改善，脊背仍酸痛，下坠感减轻，可维持坐姿15分钟左右。睡眠质量提高，早醒时间延后，早醒次数减少。治疗4周（12次）后，因受寒患感冒，诸症状反复：咳嗽剧烈，痰黏稠色黄，鼻塞流涕，咽痛，反酸，乏力，自觉全身发热，脊背酸痛下坠，睡眠改善，凌晨4时早醒1次。治疗6周（18次）后，咳嗽频率减少，痰量明显减少，反酸较前减轻，自觉发热次数减少，范围缩小，仅脊背微热（自测体温36.4℃），乏力减轻，可进行一般日常活动（散步），睡眠改善，早醒症状消失。治疗8周（24次）后，无咳嗽，无反酸，无自觉发热，乏力改善明显，可进行适量运动。4个月后随访患者咳嗽、发热等症状未反复。

三、哮喘

病例1： 杜某，女，43岁，2019年11月16日就诊。

主诉： 哮喘反复发作10余年。

现病史： 患者自述10年前不明原因出现哮喘发作，无明显季节性，辗转多家医院均诊断为过敏性支气管哮喘，经中西药（不详）治疗后未见明显好转，并有加重趋势。哮喘发作时自觉先于天突后有异物感堵塞，随后移动至左胸部，伴胸闷，喉中作水鸣声，嘴唇青紫，左胸及胁肋部疼痛，胃脘部湿凉。哮喘常在晨起发作，偶尔在凌晨1～2时开始，持续到6～7时。平素性情急躁易怒，频频嗳气，偶泛酸水，胸骨后灼痛。于2019年11月16日来我院针灸科就诊，症状如前，视其面色晦暗，舌淡，苔白腻，脉左侧弦。

既往史（含个人史、家族史等）： 患者为山东人，平素喜食葱蒜之品，无家族哮喘病史。

督脉背段压痛查体： 至阳穴压痛（+++）；筋缩穴压痛（+++）。

西医诊断： 哮喘；胃食管反流病。

中医辨证： 肝气犯胃，肺胃气逆。

病案分析： 一些以呼吸道症状为主的胃食管反流病患者常常缺乏典型反流表现。本例患者仅偶尔有反酸和胸骨后灼痛，但根据哮喘夜间发作的特点、无明显季节性，并且常规哮喘治疗效果不明显，同时结合左耳食管区及胃区压痛（+++），气管区及肺区压痛不明显，并且至阳穴和筋缩穴亦有显著压痛，都与胃食管反流性哮喘的诊断相符。患者素体急躁易怒，肝气太盛，容易克胃伤脾，加之喜食葱蒜辛辣之品，日久损伤脾胃，胃中浊气上逆刺激咽喉和气道，导致哮喘。

治疗原则：疏肝和胃，降逆平喘。

取穴处方：选督脉十穴为基础方，配合大椎、定喘穴、孔最、风池、风府。

治疗方法：患者取俯卧位，用75%酒精棉球于施术部位常规消毒。采用规格为0.3mm×25mm的一次性无菌针灸针，针刺督脉十穴及大椎、定喘时针身与皮肤表面呈45°向上斜刺0.5~0.8寸，针刺风池时向鼻尖方向刺0.5~0.8寸，针刺风府时向下颌方向刺0.5~0.8寸，针刺孔最时直刺0.5~0.8寸，施以平补平泻手法，局部酸胀后留针30分钟。起针后于背部沿督脉及双侧膀胱经刮痧，出痧后在至阳穴及大椎穴点刺放血留罐，其余区域采用普通留罐操作，留罐5分钟。针刺治疗每周3次，刮痧、拔罐治疗每周2次。嘱患者避免进食刺激性食物，勿过食肥甘，适当运动，避免紧张焦虑情绪，慎起居，适寒温。

治疗结果：患者治疗1次后，述哮喘明显减轻，凌晨未发作，安睡至7时左右，嗳气及胃部不适均消失，面色晦暗减淡。第2次治疗后，哮喘未再发作，曾尝试爬山，虽觉呼吸有些困难，但未诱发哮喘，上腹部湿凉不适消失。治疗6次后症状完全消失，仅在登山等剧烈活动后会感觉到气短，喉结部位仍偶有憋闷不适。两年后随访无复发。

病例2：杨某，女，56岁，2020年5月12日就诊。

主诉：餐后胸闷憋气一年半，加重半年。

现病史：患者2018年4月份无明显诱因出现每餐后胸闷憋气，有窒息感，嗳气后缓解，时感胸骨后疼痛，偶有呃逆但不畅快，伴随酸腐感至咽喉部，每于夜间胃脘胀满，但食欲佳，排气可，经西医治疗（方法不详）症状略有改善。2018年12月病情加重，就诊于某知名医院，胃镜检查结果：反流性食管炎。诊断为变异性哮喘，服用各类西药、中成药（具体不详），效果不佳。2019年3月因胸闷憋气就诊于北京某医院，经查排除心脏疾病，仍诊断为变异性哮喘，继服西药治疗无效。2020年5月12日求治于我院针灸门诊。就诊时症见：时感咽痒、咽喉不利、有异物感，自感喉间偶有痰浊，黏滞难咯，色白，常需清利咽喉。时发牙龈肿胀、咽喉异物感，平均每月1~2次；偶有耳内微痒；每于冬季遇冷空气则鼻流清涕，夏季鼻内干燥，无喷嚏；夜间及晨起口腔黏腻不爽、有异味；夜间时常因胃脘胀满而难以入睡，眠后易醒，偶有打鼾；食欲佳，稍稍多食则出现心胸憋闷；排便困难，大便质干，每日1行，小便可。舌体胖大，边有齿痕，舌质紫暗，苔薄白，脉滑。

既往史（含个人史、家族史等）： 患者平素性情急躁。患高血压10年，家族中二姐患有糜烂性胃炎。

督脉背段压痛查体： 第8胸椎棘突下压痛（+++）；身柱穴压痛（++）。

西医诊断： 变异性哮喘；反流性食管炎。

中医辨证： 肝郁脾虚，肺胃气逆。

病案分析： 患者的胸闷憋气发生在餐后或夜间，并且有嗳气、胃脘胀满等消化道症状，同时胃镜检查有反流性食管炎，符合胃食管反流性哮喘的诊断。患者平素急躁易怒，乃肝气偏盛，易克脾土，虽食欲佳，但进食稍多则胸闷憋气等症状加重，属胃强脾弱，脾虚失于健运，中焦浊气不降，上逆至咽喉而为憋闷、咽喉异物感，晨起咽喉部浊气聚集较重，所以咽喉及口腔症状更加明显。此外，牙龈肿胀、耳内微痒、鼻流清涕等，也都是胃中浊气上逆所致。

治疗原则： 疏肝健脾，和胃降逆。

取穴处方： 选穴督脉十穴为基础方，配百会、风池、风府、大椎、定喘。

治疗方法： 患者取俯卧位，用75%酒精棉球于施术部位常规消毒。采用规格为0.3mm×25mm的一次性无菌针灸针，针刺督脉十穴及大椎、定喘时针身与皮肤表面呈45°向上斜刺0.5～0.8寸，针刺百会时向前平刺0.5～0.8寸，针刺风池时向鼻尖方向刺0.5～0.8寸，针刺风府时向下颌方向刺0.5～0.8寸，以患者自觉针刺部位有酸麻胀的针感，医者亦体会针下沉紧、涩滞或针体颤动（即得气）为度，均施以平补平泻法，留针30分钟。起针后于背部沿督脉及双侧膀胱经刮痧，出痧后在背部第8胸椎棘突下的压痛点点刺放血留罐，其余区域采用普通留罐操作，留罐5分钟。针刺治疗每周3次，刮痧、拔罐治疗每周2次。嘱患者避免进食刺激性食物，勿过食肥甘，适当运动，避免紧张焦虑情绪，慎起居，适寒温。

治疗结果： 患者治疗2次后，餐后胸闷减轻，嗳气频次减少。治疗5次后夜间胃脘胀满减轻，睡眠好转，晨起口腔变清爽，夜间入睡转快，觉醒次数减少。治疗 10 次后仅饱餐后出现嗳气及胃脘微胀满。一年后随访无复发。

四、胸痛

病例 1：范某，女，69 岁，2016 年 5 月 19 日就诊。

主诉：烧心、反酸伴有胸痛 7 年。

现病史：患者自述 7 年前无明显诱因出现烧心、呕吐酸水，伴有频繁嗳气、胃胀、口中无味、纳差、胸骨后疼痛并有堵塞感、心悸，辗转于多家医院，通过心脏彩超、动态心电图（Holter）等心脏相关检查后，诊断为心律不齐、期前收缩，予以对症治疗，但无明显效果。经某部队医院诊断为抑郁和焦虑障碍。曾口服强力定眩片及治疗睡眠药物（具体名称不祥）后有所改善。2015 年 12 月在另一部队医院做上消化道造影，诊断为滑动性食管裂孔疝、胃食管钡剂反流。2016 年 3 月于某医院做胃镜检查，结果为反流性食管炎（LA-A）、食管裂孔功能障碍、浅表性胃炎。患者自述心跳严重时试想摘除心脏以求缓解，痛苦难耐，服用奥美拉唑后反流症状稍有缓解。2016 年 5 月 19 日来我院针灸门诊就诊。症见：间断性发作胸骨后疼痛，伴有心胸憋闷，烦躁焦虑，饮水呛咳，鼻内干痒，打喷嚏时小便不自主流出，耳鸣、脑鸣，口中黏涩不爽，每天睡眠 2～3 小时，后背和下肢寒凉，大便溏泻，每日 10 余次，舌体胖大齿痕，色暗淡，苔白腻，脉滑。

既往史（含个人史、家族史等）：既往体健，无遗传病及传染病病史。

督脉背段压痛查体：神道穴压痛（++）；至阳穴压痛（++）。

西医诊断：胃食管反流性胸痛。

中医辨证：浊阴上逆，胸阳痹阻。

病案分析：患者发病之初即有烧心、反酸的典型反流表现，但由于同时有胸痛、心悸，根据相应的心脏检查结果进行治疗但效果不明显，而此后的上消化道造影和胃镜检查都提示患有反流性食管炎，服用抑酸药物后症状改善，都表明胸痛和心悸的发作与胃食管反流有关，诊断为胃食管反流性胸痛。患者便溏、舌胖大有齿痕都是脾虚之象。脾虚健运失司，胃中浊气不降，上逆胸中，阻遏胸中阳气则为胸痛、心胸憋闷；浊气上干清窍则口中黏腻不爽、鼻痒、耳鸣、脑鸣。

治疗原则：健脾和胃，温阳降逆。

取穴处方：选督脉十穴为基础方，配内关、大陵、公孙。

治疗方法：患者取俯卧位，用 75% 酒精棉球于施术部位常规消毒。采用规格为 0.3mm×25mm 的一次性无菌针灸针，针刺督脉十穴时针身与皮肤表面呈 45° 向上斜刺 0.5～0.8 寸，针刺内关、公孙时直刺 0.5～0.8 寸，针刺大陵时直刺 0.3～0.5 寸，以患者自觉针刺部位有酸麻胀的针感，医者亦体会针下沉紧、涩滞或针体颤动（即得气）为度，均施以平补平泻法，留针 30 分钟。起针后于背部沿督脉及双侧膀胱经刮痧，出痧后在神道穴压痛点点刺放血留罐，其余区域采用普通留罐操作，留罐 5 分钟。针刺治疗每周 3 次，刮痧、拔罐治疗每周 2 次。嘱患者避免进食刺激性食物，勿过食肥甘，适当运动，避免紧张焦虑情绪，慎起居，适寒温。

治疗结果：患者治疗 2 次后，胸痛症状明显改善，睡眠质量提高，可安然入睡。治疗 8 周（24 次）后，心悸和胸闷症状全部消失，心情大为好转，反流症状也基本消失，其他兼症好转，偶有打嗝。6 个月后回访未见复发。

病例 2：许某，男，75 岁，2020 年 12 月 1 日就诊。

主诉：胸骨后疼痛并放射至后背 8 个月余。

现病史：患者 10 余年前无明显诱因出现烧心、反酸，于某部队医院就诊，行胃镜等检查，诊断为慢性萎缩性胃炎、贲门松弛，未予治疗，后至内蒙古某医院就诊，予蒙药治疗半个月余（具体药物不详），症状缓解，未再反复。后患者间隔 2 至 3 年行胃镜检查，均未见异常，偶有腹胀、呃逆，均可自行缓解。2020 年 4 月 20 日上午 9 点患者无明显诱因出现胸骨后烧灼痛并向后背放射，自行服用速效救心丸 1 粒，自觉疼痛稍有减轻，缓解不明显，立即至某部队医院就医，予奥美拉唑治疗，服用 20 余天，胸骨后疼痛和后背放射痛稍有缓解，劳累或情绪波动后时有反复，患者自行停药 1 个月余，症状复发，后又至该部队医院就医，予雷贝拉唑，服用 5 个月余，服药期间症状有所缓解，时有反复。2020 年 12 月 1 日到我院针灸科就诊。症见：胸骨后疼痛放射至后背，嗳气，腹胀，进食两小时后出现口酸，卧位加重，站立位、坐位缓解，胃脘嘈杂，眼干涩，视物模糊,左耳听力下降,鼻腔干燥,口干苦,口臭,咽干咽痒,声音沙哑,牙龈出血,喜食热,恶食甜冷酸辛辣,动则汗出,纳、眠差,大便溏,舌体胖大,色紫暗,苔白腻,脉沉紧。

既往史(含个人史、家族史等):患者既往体健,无冠心病、高血压、糖尿病等病史。

督脉背段压痛查体:至阳穴偏右侧压痛(+++);神道穴压痛(+++)。

西医诊断:胃食管反流性胸痛。

中医辨证:浊阴上逆,胸阳痹阻。

病案分析:患者有典型反流症状,胸痛向后背部放射症状服用速效救心丸后效果不明显,服用抑酸药后症状缓解,但停药即复发,都符合胃食管反流引起胸痛的特点。患者脾胃气虚,胃中浊气不能顺降,上逆而为害。脏腑腹背气相通应,浊气上逆刺激食管则胸骨后疼痛,并放射至后背。嗳气、进食后口酸且卧位加重、口干苦、口臭都是浊气上扰清窍的表现。

治疗原则:健脾和胃,温阳降逆。

取穴处方:选督脉十穴为基础方,配内关、太冲、公孙、中脘、足三里。

治疗方法:患者先取俯卧位,用75%酒精棉球于施术部位常规消毒。采用规格为0.3mm×25mm的一次性无菌针灸针,针刺督脉十穴时针身与皮肤表面呈45°向上斜刺0.5～0.8寸,针刺内关、公孙时直刺0.5～0.8寸,以患者自觉针刺部位有酸麻胀的针感,医者亦体会针下沉紧、涩滞或针体颤动(即得气)为度,均施以平补平泻法,留针30分钟。起针后于背部沿督脉及双侧膀胱经刮痧,出痧后在至阳穴靠右的压痛点点刺放血留罐,其余区域采用普通留罐操作,留罐5分钟。起罐后,患者取仰卧位,采用规格为0.3mm×25mm的一次性无菌针灸针直刺太冲穴0.3～0.5寸,采用规格为0.3mm×40mm的一次性无菌针灸针直刺中脘、足三里1.0～1.2寸,施以同样手法,留针30分钟后起针。针刺治疗每周3次,刮痧、拔罐治疗每周2次。嘱患者避免进食刺激性食物,勿过食肥甘,适当运动,避免紧张焦虑情绪,慎起居,适寒温。

治疗结果:患者治疗4周(12次)后,自述胸骨后疼痛及背部放射痛发作频率明显减少,程度减轻,胃脘嘈杂、口酸、口干、口苦等症状均有所改善。治疗 8 周(32 次)后,患者述前胸至后背放射痛明显改善,进食后口酸症状有所缓解,睡眠质量提高,生活质量改善。一年后随访未复发。

五、心房颤动

病例: 王某,男,61 岁,2019 年 11 月 5 日就诊。

主诉: 反复发作性心动过速伴反酸烧心 14 年。

现病史: 患者 14 年前饮酒后出现胸闷胸痛、心悸,每次发作数十分钟,伴有反酸、烧心,无发热、呕吐及腹泻,经心电图检查提示 ST-T 改变、Holter 检查未见异常,患者未接受治疗。5 年前因饮酒、喝浓茶和咖啡、吃辛辣食物后反复出现心动过速,血压降低,喘憋,胸闷,乏力,伴反酸、烧心,几十分钟后恢复正常,经心电图检查提示心房颤动,患者未服用药物治疗,仅自行饮食调理。近两三年症状发作频繁,每次发作持续时间至少 12 小时,甚者更长。患者先后就诊于多家医院,行心电图、Holter、冠状动脉造影等相关检查,诊断为心房颤动、右优势型心脏、左冠状动脉回旋支细小。因患者发作时伴有血压降低,不宜服用药物,西医建议行射频消融治疗,患者予以拒绝。2018 年于某市中心医院行电子胃镜检查提示浅表性胃炎伴息肉,息肉于术中切除。于 2019 年 11 月 5 日来我院针灸科就诊。症见:食欲差,偶有反酸、烧心、嗳气,反酸可至咽部,餐后加重,偶有干咳少痰、流涕,受凉后加重,晨起口气重,口干口苦,听力、嗅觉减退,口腔溃疡多发,牙松动,近 3 年掉落 2 颗,外耳道分泌物较多,眠浅易醒,大便 1~2 日一行,小便频,舌胖大有齿痕,色淡暗,苔薄白水滑,脉沉细。

既往史(含个人史、家族史等): 患者既往有慢性支气管炎 20 年,慢性胃炎 30 年,且 30 年前有胃溃疡病史,否认家族胃食管反流病病史。

督脉背段压痛查体: 第 4 胸椎棘突下压痛(++);至阳穴压痛(++)。

西医诊断: 心房颤动;胃食管反流病。

中医辨证: 胃气上逆,心神被扰。

病案分析: 心房颤动是最常见的持续性心律失常,除心脏及相关疾病外,胃食管反流也是常见诱因。本病例心房颤动发作与饮食密切相关,并伴有反酸、烧心等典型反流症状,再结合既往长期胃炎、胃溃疡病史,可以认为心房颤动与胃食管反流有关。患者胃中浊气上干清窍的表现十分典型,如口腔溃疡、牙松动、外耳道分泌物增多、晨起口气重、口干口苦等。

治疗原则: 健脾益气,和胃降逆,宁心安神。

取穴处方: 选督脉十穴为基础方,配内关、公孙。

操作方法: 患者取俯卧位,用75%酒精棉球于施术部位常规消毒。采用规格为0.3mm×25mm的一次性无菌针灸针,针刺督脉十穴时针身与皮肤表面呈45°向上斜刺0.5~0.8寸,针刺内关、公孙时直刺0.5~0.8寸,以患者自觉针刺部位有酸麻胀的针感,医者亦体会针下沉紧、涩滞或针体颤动(即得气)为度,均施以平补平泻法,留针30分钟。起针后于背部沿督脉及双侧膀胱经刮痧,出痧后在背部压痛点或至阳穴点刺放血留罐,其余区域采用普通留罐操作,留罐5分钟。针刺治疗每周3次,刮痧、拔罐治疗每周2次。嘱患者避免进食刺激性食物,勿过食肥甘,适当运动,避免紧张焦虑情绪,慎起居,适寒温。

治疗结果: 患者治疗4次后,因个人原因停止治疗。治疗后的3个月随访,患者自述仍有心房颤动发作,且发作诱因均与饮食相关,但发作次数较治疗前明显减少,持续时间缩短至1~2小时,且发作时血压不再明显降低。

六、十二指肠胃食管反流病(胆汁反流)

病例: 隋某,女,68岁,2020年10月31日就诊。

主诉: 口苦、反酸、口中异味1年。

现病史: 患者自述2014年3月开始出现胃胀、食欲减退,于北京某医院行胃镜检查,诊断为慢性萎缩性胃炎,予铝碳酸镁片1g,每日1次;奥美拉唑肠溶片10mg,每日1次,患者间断性服药6年,服药时症状缓解,停药则症状加重。2020年患者未持续服药致症状逐步加重,于2020年10月31日来我院针灸科就诊。症见:口苦,口中异味,晨起时明显;胸骨后灼热,反酸,夜间加重,有时呛醒;食欲欠佳,失眠多梦,大便稀,每日3~4次,小便频,舌淡苔薄白,脉沉细。

既往史(含个人史、家族史等): 患者既往有高血压病史40余年,血压最高达190/110mmHg,现规律服用降压药控制,稳定在120~

130/70～80mmHg；糖尿病病史20余年，现规律用降糖药血糖控制稳定；肾炎病史40余年，各项指标现已正常。

督脉背段压痛查体：至阳穴压痛(+++)；筋缩穴压痛(++)；中枢穴压痛(+)。

西医诊断：十二指肠胃食管反流病。

中医辨证：脾胃气虚，胆胃气逆。

病案分析：患者有口苦、反酸、胸骨后灼热的典型反流症状，符合十二指肠胃食管反流病的诊断。患者持续6年不规律服用铝碳酸镁片及奥美拉唑肠溶胶囊，远远超出《指南》规定的8～12周的服药时间，从而导致胃肠动力逐步减弱，胆汁反流症状逐渐加重，影响生活质量。结合患者舌淡苔薄白、脉沉细的表现，辩证为脾胃气虚、胆胃气逆证。

治疗原则：健脾益气，和胃利胆。

取穴处方：选督脉十穴为基础方，配阳陵泉、日月。

治疗方法：患者先取俯卧位，用75%酒精棉球于施术部位常规消毒。采用规格为0.3mm×25mm的一次性无菌针灸针，针刺督脉十穴，针身与皮肤表面呈45°向上斜刺0.5～0.8寸，以患者自觉针刺部位有酸麻胀的针感，医者亦体会针下沉紧、涩滞或针体颤动(即得气)为度，均施以平补平泻法，留针30分钟。起针后于背部沿督脉及双侧膀胱经刮痧，出痧后在背部压痛点或至阳穴点刺放血留罐，其余区域采用普通留罐操作，留罐5分钟。起罐后，患者取仰卧位，采用规格为0.3mm×25mm的一次性无菌针灸针沿肋间隙斜刺日月穴0.3～0.5寸，采用规格为0.3mm×40mm的一次性无菌针灸针直刺阳陵泉1.0～1.2寸，施以同样手法，留针30分钟后起针。针刺治疗每周3次，刮痧、拔罐治疗每周2次。嘱患者避免进食刺激性食物，勿过食肥甘，适当运动，避免紧张焦虑情绪，慎起居，适寒温。

治疗结果：患者治疗2周(6次)后，口苦、口中异味、反酸、烧心症状较前改善，铝碳酸镁片、奥美拉唑肠溶胶囊逐渐减量；治疗4周(12次)后症状基本消失，并可完全停用铝碳酸镁片及奥美拉唑肠溶胶囊。患者治疗1个月余时觉各项症状基本痊愈，一次睡前进食少量山楂卷，致夜间出现反酸呛醒，休息后自行缓解，嘱患者控制饮食后未再复发。后持续治疗4周，并规律进食三餐以巩固疗效。一年后随访未复发。

第五节 胃食管反流病的治疗困境及针灸特色

医学发展到今天，胃食管反流病的治疗依然是个难题，治疗理念和手段严重背离发病机制，导致许多被药物治疗无效的胃食管反流病患者被贴上"难治"标签，并且有部分患者因无方法可用而被称为"治疗空白"，而针灸则可以弥补些不足。本节介绍导致这种现状的原因并说明针灸治疗胃食管反流病的特色。

一、治疗困境分析

除少数由结构异常所致外，绝大多数胃食管反流都是由食管和胃肠道运动功能障碍引起的，在治疗上除针对少数结构异常采用手术修复以外，主要应该针对运动功能进行调整，使得胃内容物不再沿着食管逆行，从根本上解决反流的问题，是治本之策。实际临床上抑酸治疗是最主要的手段，通过降低反流物中的酸度减轻反流物对食管等黏膜的损害，但对反流事件本身并无影响，而反流物中的有害物质不仅仅有胃酸，还有胃蛋白酶、胆盐、胰液，甚至微小的食物颗粒，都可能对食管等部位造成伤害。

导致实际治疗与疾病发生机制相悖的原因主要有两个，一个是消化道运动调整的复杂性与反流表现的多样性，另一个是调整消化道动力手段的局限性。

（一）消化道运动的复杂性与反流表现的多样性

1. 消化道运动的复杂性

胃是一个很奇妙的器官，看起来结构简单，功能也不复杂，就像个储藏室，但人们对其工作机制的认识，可能还不如心脏，今天心、肝、肾、肺等脏器严重不可逆病变都可以移植，但胃的解决办法只是部分或全部切除。胃的不同部分，胃底、胃体、胃窦、贲门和幽门，必须协调配合才能在餐后既保证胃内容物通过幽门进入十二指肠，又能防止胃内容物突破贲门和食管下括约肌沿着食管上行。

胃内容物是否会沿着食管逆行，主要取决于食管下括约肌与胃之间的压力梯度，当两者之间的压力为正性时，就不会向上逆行；而当这种压力梯度发生逆转时，就可能向上流动。对正常人来说，食管及胃的调控能力十分强大，如暴饮暴食或倒立位也不会出现反流；而在疾病状态下，这种调控能力却可能十分脆弱，些许的改变都可能打破胃与食管之间的压力梯度，如吃一口食物或者轻微改变体位，如从立位到斜卧位到平卧位，或者左侧卧位转换为右侧卧位，都可能会有反流发生。

影响食管与胃之间压力梯度的因素众多，既有食管和胃本身的问题，如食管下括约肌功能下降、胃排空延迟、胃内压力增大，也有相邻组织及胸腹腔的问题，如食管裂孔疝、膈韧带松弛、肥胖或怀孕导致腹压增加、慢性呼吸系统疾病等。具体到每个人而言，反流的发生可能也是两个或以上因素共同作用的结果。以食管下括约肌为例，短暂食管下括约肌松弛是反流发生的主要机制，但其发生不仅仅是食管下括约肌本身的问题，还和胃内压力和腹压有关，如正常人餐后或胃排空延迟的情况，都会导致一过性食管下括约肌松弛增加。

2. 反流表现的多样性

胃食管反流病临床表现的多样性，实质就是食管和胃（包括小肠）运动复杂性的反映。不同表现类型的反流，如非糜烂性胃食管反流病、反流性食管炎、巴雷特食管，以典型症状为主和以非典型症状为主的反流，以及不同体位为主的反流（卧位、立位及两种体位结合），以及同一个胃食管反流病患者在不同阶段的不同表现，都是不同动力障碍因素导致的结果。

反流性食管炎常伴有食管裂孔疝，非糜烂性胃食管反流病可伴有或没有食管裂孔疝。巴雷特食管可为先天性的，但常继发于反流性食管炎，为长期慢性胃食管反流的并发症。

反流典型症状是烧心和反酸，二者可同时出现，或仅有反酸或者烧心，其发生机制也不同。以反酸为主的反流，一般都是由于较大食管裂孔疝或胃内压力较大，一般发生在餐后或夜间平卧位。以烧心为主的反流，反流的程度可能并不严重，其症状程度与内脏敏感性增高有关。

不典型反流特别是以食管外症状为主的患者，一般结构无异常，甚至食管下括约肌测压及 24 小时 pH 监测都不符合诊断标准或者正常，其发生与胃排空延迟（胃内压增大导致食管下括约肌短暂松弛），或者与食管廓清力不足（如无效蠕动）、食管上括约肌功能失调，以及夜间唾液分泌减少有关。

由胃内压增高等因素导致的反流往往量少而微，通常为气态或气液混合态，夜间卧位时更容易发生，且右侧卧位比左侧更容易发生。当微量反流物刺激食管上括约肌时，可能产生错误的信号，即食管上括约肌会形成因吞咽而松弛的反射，因此会更有利于反流物的上行，并且由于会厌软骨的阻挡，反流物很容易被吸入气管和肺脏，持续反流会导致肺脏严重损害。也会有部分反流物突破会厌，到达咽喉，甚至口腔、鼻、耳或眼，虽然反流量少而微，但长期累积对终末器官的损害却很大，对生活质量的影响也更严重。

受重力影响，夜间卧位时胃内容物更容易进入食管向上逆行，但也有一些胃食管反流只发生在白天立位的情况下，是胃收缩导致胃内压力增大，突破食管下括约肌抗反流屏障并克服重力作用，这种反流一般都是快速的，持续时间也较短。

（二）调整消化道运动手段的局限性及原因分析

胃食管反流病主要是食管及胃肠运动障碍性疾病，针对运动异常的处理一直在尝试中，但都有局限性，都没有得到广泛应用。

1. 治疗手段的局限性

调整食管及胃肠动力方法治疗胃食管反流病分为非药物和药物两种。非药物治疗包括调整生活方式、手术修补食管裂孔疝、胃底折叠术、食管下括约肌植入式刺激（EndoStim）、LINK 磁珠圈，以及内镜下射频消融等。与动力有关的生活方式调整包括抬高床头、左侧卧位、餐后运动等，但这些调整都仅作为胃食管反流病治疗的辅助手段。

手术修补食管裂孔疝是最早用于抗反流的方法，也是解决大的食管裂孔疝的根本办法。在二十世纪五六十年代，对反流的发生机制主要是从机械角度认识的，特别是食管裂孔疝，二者几乎就是同义词，因此理所当然地将通过手术修补食管裂孔疝作为主要手段。但随着检查及监测手段的进步，人们发现有越来越多的证据表明有食管裂孔疝的患者不一定有反流症状，而有反流症状的患者也不一定有食管裂孔疝。

除食管裂孔疝修补术外，胃底折叠术也是常用的手术干预反流方法，但手术前必须进行食管酸监测和高分辨率食管测压等检查，对于那些符合胃食管反流病诊断且不能遵守药物治疗，有与药物治疗相关的不良反应，或服用药物治疗无效者，可考虑手术干预。

食管下括约肌植入式刺激、LINK磁珠圈和内镜下射频消融，也都因为疗效的不确定性和可能引发的合并症，而被严格限制使用。此外，人们也尝试过在胃壁下埋置电极的方法调整胃动力，但都因疗效不确切以及许多不良反应，如囊袋感染、脉冲发生器腐蚀、肠梗阻、胃导联断裂、脱臼或穿孔，没有被常规应用。

采用药物调整食管及胃肠道动力阻止反流，开始的时间也比较早。动力调节剂包括非特异性和特异性两种，前者也被称为促胃动力药物，如多潘立酮（吗丁啉）、西沙必利和甲氧氯普胺，特异性动力调节剂以巴氯芬为代表。

促胃动力药物曾被作为首选或单独使用治疗胃食管反流病，但是许多试验表明这些药物的疗效并不比安慰剂效果更好，而毒副作用却十分明显，并且停药后仍持续，因此临床使用受到了很大限制。以西沙必利为例，这种在20世纪90年代被认为很有希望的治疗反流药物，因为严重的心脏不良反应，在2000年被美国、加拿大和部分欧洲国家禁止使用。另一种药物甲氧氯普胺，有20%～50%的服药患者出现中枢神经系统不良反应，包括嗜睡、易怒和锥体外系效应等，并且停药后这些不良反应并不会改善，因此也在2009年被美国食品药品监督管理局（FDA）列入黑名单。

巴氯芬是第一种被认为治疗胃食管反流病有潜在价值的 GABA β 受体激动剂，可降低40%～60%的短暂食管下括约肌松弛，增加食管下括约肌基础压力，并减少反流次数。但因其容易通过血脑屏障产生严重的不良反应，也被FDA批准仅限于试验性治疗。迄今为止，临床可供使用的动力调节药物十分有限，并且所有胃食管反流病治疗《指南》和《共识》均不推荐将这些药物单独使用，而是作为辅助治疗药物与抑酸药等联合应用。

2. 原因分析

现有调整消化道动力手段治疗胃食管反流病的局限性，都与消化道动力调整的复杂性有关。食管、胃与肠道的运动是一个有机的整体，在胃、食管下括约肌和贲门、幽门、十二指肠之间，同时发生两种不同的运动,如胃收缩排空时,食管下括约肌收缩,而幽门和十二指肠松弛。几乎每时每刻,都是两种相对立因素同时发生作用,并且不是一组而是多组,在多层次上发生作用。

针对单一靶点的治疗,无论是非药物还是药物,都不可能解决全部问题。比如施行胃底折叠术的患者,最常见的不良反应是腹胀和吞咽困难,就是因为虽然增强了食管下括约肌的抗反流功能,但胃内的压力并没有改变,当胃内压力增大却得不到有效释放时就会感觉到腹胀,同时吞咽食物时食管下括约肌也不能有效地松弛,导致食物不能顺利进入胃里。LINK磁珠圈和内镜下射频消融也存在同样的问题。

在药物方面,能增进胃肠动力的药物也会使得胃内压力升高,从而导致胃与食管之间的压力梯度发生变化。能调整食管下括约肌松弛的药物,对胃排空却没有帮助,而后者才可能是导致一过性松弛的主要原因。再以胃排空延迟为例,胃排空延迟可能不单纯是胃动力本身的问题,还可能是幽门及十二指肠的动力问题。十二指肠液反流到胃内就是两者间压力梯度改变的结果,此时单独促胃动力是无益的,也可能因为同时促进幽门括约肌和十二指肠的收缩,而加重了十二指肠液反流到胃里。

二、针灸治疗特色

针灸的作用可以概括为一个"调"字。《灵枢·刺节真邪》说:"用针之类,在于调气。"《灵枢·终始》也说:"凡刺之道,气调而止。"针灸治疗胃食管反流病的作用同样可以用"调"来概括,不同于药物或者手术干预,针灸并不是直接作用到某一组织、器官,而是通过刺激穴位激发自身的调控机制,使得机体内的紊乱和失衡恢复到正常状态,其作用特点可概括为整体调节作用、双向良性调节作用和微调节作用。

(一)整体调节

针灸治疗胃食管反流病的整体调节作用表现在两个方面,一个是对食管和胃肠道动力的整体调节作用,一个是对身心的共同调节作用。

长期以来学者们都认为动力不足是消化道运动的主要问题,所有的运动都是"好的",所以提出了促胃动力的概念,药物研发也一直在这个方向上努力。事实上,以"促"概括调整胃肠道动力这类药物的特点欠妥。就胃食管反流病而言，食管和胃肠道的动力异常除了不足，还有亢进和节律紊乱，如立位反流、十二指肠胃食管反流，就可能是胃和十二指肠平滑肌收缩增强导致的。因此，纠正胃及食管动力的策略不应该是单纯的促进，正确方法应该是"调"。针对不同人及同一个人的不同阶段的动力障碍特点，制定相应的动力调整方案并采取恰当的措施，帮助食管及胃肠道重建自我调节，使得紊乱的动力恢复到正常的状态。在可以预见的未来，还很难有一种如此完美的药物。而胃肠道复杂的调整机制是人体本身长期自然进化的结果，是人体自身所具有的能力，通过针灸刺激人体就能激活并加强这种力量。

多项研究成果表明，针灸治疗可以增加食管下括约肌压力、显著改善食管清廓功能、提高食管体部整体蠕动压力、保护胃食管黏膜屏障、减少胃电节律紊乱系数、促进胃动力、改善内脏神经的高敏感等。临床实践证明，针刺督脉十穴对胃食管反流动力障碍的整体调整作用非常强大，能快速减轻症状，有些需要长期服用抑酸药维持治疗的患者，针灸数次后就可以不用再服用此类药物。与抑酸的对症治疗相比，因为纠正了导致胃食管反流的动力障碍，因此有很好的远期疗效。

针灸不但能对胃肠道动力具有整体调整作用，同时还能调整心理状态，实现心身同调。在胃食管反流病患者中，有近40%患者存在抑郁、焦虑，其中大半为轻、中度，这一情况明显比一般人群严重。相对于冠心病、糖尿病等慢性疾病，胃食管反流病患者受到精神心理因素的影响也更显著。在焦虑、抑郁等精神心理异常状态下，躯体感知症状被放大，或食管下段括约肌松弛被自主神经应激反应再次诱发，导致反流产生或加重。而那些长期服用抑酸药物治疗症状得不到缓解甚至加重的患者，焦虑、抑郁等心理症状自然会加重。可见，精神心理因素与胃食管反流互为因果，互相作用，形成恶性循环。因此，在治疗胃食管反流伴有焦虑抑郁障碍的患者时，必须重视心理的调整，除通过心理疏导愉悦心情外，对一些较重的患者进行治疗也是必不可少的。西医药物治疗一般采用抗焦虑和抗抑郁药物，但这些药物在对抗心理障碍的同时，也可能会抑制胃肠道的动力，导致食欲减退、恶心、便秘等。

与药物相比，针灸治疗通过刺激穴位不但能够调整胃肠道的运动状态，还能调节人体的精神活动，同时调节身体功能和心理活动。督脉十穴是治疗胃食管反流病的核心处方，其中一些穴位就具有很好的调神作用。《难经·二十八难》云督脉"入属（zhǔ）于脑"，是与脑最密切的经脉，而脑为元神之府，人的情志活动主要与脑有关。督脉十穴中的身柱、神道、灵台、至阳等腧穴都有较好的调神作用。实际应用中，还可以再配合督脉的哑门、风府、百会，还有经外奇穴四神聪，增强调神的作用。

（二）双向良性调整作用

双向良性调节作用是指在采用针刺治病时，运用同样的手法刺激同样的穴位会产生两种截然相反的作用，比如兴奋和抑制、止呕和催吐、通便和涩肠，并且最终使得机体恢复到正常的生理状态。这种调整作用实际上是机体本身所具有的能力，针灸的作用能激活并加强这种调整作用。针灸对胃食管反流病的双向良性调整作用，主要表现在以下三个方面。

1. 对食管和胃肠动力的双向调整作用

对于食管和胃肠道动力不足的情况，针灸能起到促进作用；而当食管或者胃肠道动力亢进（比如痉挛）时，则可以缓解痉挛的状态。针刺督脉十穴，既能治疗胃排空延迟导致胃内压升高，食管下括约肌一过性松弛所致的反流，也能治疗胃痉挛胃内压升高，突破食管下括约肌的抗反流屏障而出现的反流。

再以食管下括约肌为例，食管下括约肌松弛和贲门失弛缓症都是食管的动力障碍性疾病，但发生机制却相反。食管下括约肌短暂松弛导致食管下括约肌高压区的压力降低，胃内容物得以向上逆行。贲门失弛缓症又称贲门痉挛、巨食管，是由于食管贲门部的神经肌肉功能障碍导致食管下括约肌高压区的压力升高，常为正常人的两倍以上，中、上段食管腔内压力亦高于正常。吞咽时食管的压力不下降，食管缺乏蠕动，食管下括约肌高压和对吞咽动作的松弛反应减弱，食管下括约肌压力不下降，食物无法顺利通过而滞留，从而逐渐使食管张力、蠕动减低的一种疾病，临床表现为吞咽困难、胸骨后疼痛、食物反流以及因食物反流误吸入气管所致咳嗽、肺部感染等症状，还可能并发食管癌或贲门癌。与食管下括约肌松弛的高发病率相比，贲门失弛缓症的发病率很低，大概在十万分之一。但由于迄今为止还缺乏有效治疗手段，这种疾病对患者身心健康的损害和生活质量的影响比胃食管反流还要严重。

食管和胃的运动神经支配来自迷走神经和交感神经。迷走神经主要是促进食管运动，交感神经则是抑制食管运动，两者相互拮抗又相互协调，才能完成正常的进食活动以及防止进入胃内的食物沿着食管向上逆行。如果迷走神经兴奋过度或者交感神经的抑制作用减弱，就会导致食管运动过度，吞咽时食管下括约肌不能反射性松弛，食物无法顺利进入胃里表现为贲门痉挛。

相反，如果交感神经的作用亢进或者迷走神经的作用减弱，则会导致食管的动力不足，表现为贲门松弛。我们的临床实践表明，针刺督脉十穴既能改善胃食管反流病患者的反流症状，也同样能改善贲门失弛缓症患者的进食状态，减轻吞咽困难，减少食物在食管内的潴留。这些都说明刺激脊背部的交感神经对食管运动也具有双向调整作用，会根据食管的不同病理状态实现抑制或促进其运动的作用。

2. 对胃酸分泌的双向调整作用

反酸是胃食管反流病的特征性症状之一，但在胃食管反流病患者中，胃酸分泌过多的情况很少见，多数都是胃酸分泌正常或不足。如萎缩性胃炎由于胃体壁细胞的大量减少，胃酸分泌明显减少，而临床上仍有部分患者可出现反酸。正常人体胃液的 pH 为 1～3，饭后胃液被稀释，pH 上升至 3.5，而食管内 pH 为 5.5～7.0。根据胃食管反流 pH 监测的酸反流、弱酸反流、碱反流的定义，酸反流是指反流发作使食管的 pH 降低至小于 4，或在发生时食管 pH 已经低于 4；弱酸反流是指反流发作导致食管 pH 下降至 4～7；碱反流是指反流发作导致食管 pH 大于 7。从 pH 数值上看，即使酸反流时，食管内酸的强度比正常情况下胃内酸的强度还要弱些。

胃食管反流病的根本问题不是胃酸分泌过多，但在实际治疗中仍然以抑酸药作为主要治疗手段，其目的是通过降低反流物中的酸度减轻对食管等黏膜的损害。以奥美拉唑为代表的质子泵抑制剂是临床最常用的抑酸药，这类药物的适应证曾被严格限定于胃酸分泌过多的佐林格－利森综合征和胃及十二指肠溃疡，后来又加入了反流性食管炎。然而在实际临床上，抑酸药物的使用明显过度且被滥用，被作为胃食管反流病的专属药物，在没有胃镜检查和对反流物进行 pH 检测的情况下，几乎被用于所有被诊断为胃食管反流病的治疗，或者疑似胃食管反流病的试验性治疗。甚至还将质子泵抑制剂治疗是否有效作为衡量胃食管反流病患者难治与否的标准,服用标准剂量PPIs治疗12周有效就是"易治",服用标准剂量PPIs或者双倍剂量12周后胃内容物反流引起的症状仍然无好转则是"难治"。

事实上,这些被贴上"难治"标签的胃食管反流病患者,以弱酸反流和碱反流为主,并且其中一些弱酸反流患者就是由于服用抑酸药物导致反流物的pH升高,由酸反流转变而来。抑酸药治疗只能减轻反流物的酸度,可减轻反流物中的酸性物质对食管等黏膜的损害,对于以反流性食管炎为主的胃食管反流病患者,可以作为权宜之计,但不能从根本上解决反流问题,并且长期抑制胃酸分泌会使消化能力进一步下降,对于弱酸反流甚至碱性反流的情况,则无异于雪上加霜,治疗无效甚至加重也是必然的。

胃食管反流病的主要矛盾是胃酸到了不该去的地方,是酸错位,在调整食管及胃肠道动力促使胃内容物自然顺降的同时,还应该针对胃酸分泌的情况进行调整,就大多数胃酸分泌不足的情况,不但不应该抑制胃酸,反而还要促进胃酸的分泌,调整到正常水平,才有利于食物的消化和胃排空,从而减轻胃内压力,因此也将有助于减少反流的发生。胃酸分泌同样受迷走神经和交感神经的共同支配,迷走神经抑制胃酸分泌,交感神经促进胃酸分泌。针灸既能调整食管和胃的动力,又能调整胃酸分泌,无论反流物是酸性、弱酸性还是碱性,都是适合的。反流只是一个结果,恢复食管和胃肠道的动力使胃内容物自然顺降,并使胃酸分泌恢复到正常水平,所谓的"难治"就将变为"易治"。正如《黄帝内经》所说:"疾虽久犹可毕也,言不可治者,未得其术也!"

3. 良性调整作用

现今临床治疗胃食管反流病,无论西医还是中医,药物治疗都是最主要的手段。口服药直走胃肠,化学药物对胃肠毒副作用明显,中药也是如此,使用不当或长期使用也会损害胃肠。西药治疗以质子泵抑制剂(PPIs)作为一线药物,其抑酸作用十分强大,有研究显示健康志愿者服用奥美拉唑30mg/d,2周后胃内酸度降低75%。由于多数胃食管反流病患者本身胃酸分泌就少,通过PPIs强力抑制胃酸分泌,会导致胃酸严重不足,因此出现各种消化不良的表现。从根本上说,抑酸治疗还不仅仅是不良反应的问题,而是治疗方向的偏差。PPI 只是降低反流物中的酸浓度,对反流本身没有任何作用,停药后反流症状的复发率很高,为了控制症状、预防并发症,许多患者不得不长期服药维持治疗,而长期使用 PPI 有增加萎缩性胃炎、胃及食管腺癌、骨折、自发性腹膜炎、难辨梭状芽孢杆菌感染性腹泻、呼吸系统感染、严重心血管损伤、慢性肾衰竭、维生素及微量元素缺乏等风险。

与西药相比,中药在治疗胃食管反流病方面具有优势,但在实际应用中也存在错误用药的问题。清代喻嘉言《寓意草》之"先议病后用药"说:"故治病必先识病,识病然后议药,药者所以胜病也。识病,则千百药中,任举一二种用之且通神。不识病,则歧多而用眩。凡药皆可伤人,况于性最偏驳者乎!"胃食管反流病涉及组织器官多,加之有些症状具有特殊性,辨识错误的情况比较突出。如对以食管外症状为主的咳嗽、哮喘、咽喉炎、鼻炎、胸痛、失眠、梅核气、耳鸣、听力下降等症,就可能误辨病位为肺、心、肝、肾。在辨别疾病性质方面,也可能仅仅依凭反酸、烧心、口干、口苦、口臭、牙龈出血等症状而辨为热性病证。同时由于本病常常虚实夹杂、寒热互见,还有虚不受补的情况,都增加了遣方用药的难度。此外,日常生活中伤胃的因素很多,举凡饮食、情志、劳役、气候变化等,皆能影响脾胃,加之得不到及时正确的治疗,胃食管反流病患者往往病情反复、缠绵难愈,不得不长期服药。叶天士说"多药伤胃",药物是纠偏的,长期服药必伤肠胃。

胃食管反流病主要病位在胃,任何治疗的前提都应该是不伤胃。针灸是最常用的非药物治疗方法,避免了因辨证不明用药不当可能对胃肠道造成的损害。并且刺激穴位的调整作用是良性的,使寒与热、虚与实都趋向于平衡的状态,特别适合寒热互见、虚实夹杂以及虚不受补的情况。临床上可用于已经明确诊断的各种类型胃食管反流病,也可用于疑似胃食管反流病,特别是以食管外症状为主的情况。

(三)微调节作用

微反流是临床上一种胃食管反流的特殊形式,具有与反流相关的实际临床表现,但客观理化检查指标和结果均不符合胃食管反流病的现有诊断标准。微反流的发生机制与胃食管反流相同,只是反流物量少而微,现有检测仪器无法探查并监测到,或反流事件频次和程度不符合诊断标准。反流物分为液态、气态和液气混合三种状态，其中液态或液气混合态常常具有典型的反流症状，对食管黏膜的刺激比较直接，所以容易通过检测手段发现反流的证据，但气态反流，特别是当反流物量少而微时，就不易被觉察。

微反流这个词虽然听着好像微不足道，不会有什么大问题，但其危害可不"微"，经过长年累月反流物对相应部位的刺激，靶器官的损伤可能比具有典型表现和阳性指标的胃食管反流病更严重，危害更大。在治疗上，微反流因反流量少而微，西医各项检查结果为阴性或诊断上不符合胃食管反流病的标准，现有的治疗胃食管反流手段也同样不适用。针灸通过刺激穴位发挥对胃肠运动的整体综合调节作用，在治疗微反流上有着十分明显的优势，应该成为治疗微反流的首选疗法。

通过整体、双向良性和微调节作用，发挥多靶点调节作用的优势，不仅从根本上调节胃肠动力、调整胃食管反流的本源问题，还能促进因反流而引起的其他组织损伤和功能失衡的恢复，达到标本兼治的效果。与其他治疗手段相比，针灸不但疗效好，而且非常安全，且操作简便，还能减轻患者因长期服药和就医所带来的经济和心理负担，改善患者的生活质量。

第 五 章

治疗胃食管反流病的其他常用外治方法

中医外治方法有很多,除了将针刺作为治疗胃食管反流病的基本方法外,还可以配合刮痧、拔罐、放血、耳穴贴压,作为其有效辅助治疗手段。本章介绍这些方法治疗胃食管反流病的刺激部位、操作方法及适应证。

第一节　刮痧疗法

刮痧是以中医皮部理论为基础,用刮痧板(牛角、玉石等)在人体相关经络、穴位进行刮拭,使躯体皮肤表面出现局部潮红、紫红、紫黑色瘀斑及小点状紫红色疹等痧痕,以达到活血化瘀、疏通经络、调整阴阳的目的。对于典型反流和以食管外症状为主的胃食管反流患者,都可以在针刺基础上配合刮痧治疗。

【施术部位】

1. 基础部位

背部的督脉和双侧足太阳膀胱经,从第 3 胸椎至第 12 胸椎之间的区域。

2. 随症配穴

(1)咳嗽:配孔最、尺泽、中府、大椎。

(2)哮喘:配孔最、大椎、定喘、中府、天突。

(3)咽喉疾病:配列缺、照海。

(4)口腔疾病:配合谷、颊车、下关。

(5)胸痛:配内关、公孙、膻中。

（6）失眠及焦虑抑郁：配神门、大陵、百会、四神聪、风池、风府。

（7）鼻炎：配合谷、曲池、足三里、迎香、印堂、上星、通天。

【选用器具】

刮痧板、介质（刮痧油、凡士林、润肤霜等）。

【消毒措施】

采用75%的酒精棉球对刮痧板及施术部位常规消毒。

【实际操作】

患者取俯卧位，充分暴露背部，先刮拭基础施术部位。医者立于患者身体的一侧，于施术部位均匀涂抹介质（临床中以刮痧油使用最多），医者手持刮痧板，将刮痧板的底边横靠在手掌心部位，拇指与另外四指自然弯曲，分别放在刮痧板的两侧，刮痧板与施术部位皮肤表面呈60°～90°，微下压刮痧板以蓄力，自上而下单方向刮拭，全程约持续5～7分钟，直至皮肤出痧为止。

针对食管外症状的配穴，一般采用刮痧板点按法或按揉法。点按法：用刮痧板的一角与操作部位呈90°，由轻到重逐渐加力后抬起，如此反复操作，每穴持续1～2分钟。按揉法：用刮痧板的一角呈20°倾斜按压在操作部位，做柔和的旋转运动，如此反复操作，每穴持续1～2分钟。

【治疗疗程】

刮痧应作为针刺治疗胃食管反流病的辅助疗法，于每次针刺后实施。要根据患者自身吸收痧痕的情况，以上一次刮痧所留痧痕大部分消退为度，调整两次刮痧的间隔时间。

【注意事项】

1. 为了避免交叉感染，建议刮痧板专人专用，并在使用前后严格消毒。

2. 不要在患者过饥、过饱及过度紧张的情况下进行刮痧治疗，以防晕刮。刮拭过程中，若患者出现头晕目眩、面色苍白、恶心欲吐、冷汗心悸、四肢发凉甚至昏迷的情况时，应立即停止刮痧，安抚患者，助其平卧，头低脚高，予饮温开水或糖水，一般休息片刻即可恢复。

3. 刮痧时的力度要根据患者耐受程度进行调整，特别是年纪较大和患有骨质疏松症的患者，应严格控制力度，避免用力不当导致椎体错位或骨折。

4. 对皮肤有破损、肿物以及患有血友病等有出血倾向疾病的患者不宜刮痧治疗。

5. 刮痧治疗后应避免风寒之邪侵袭，待皮肤毛孔闭合后方可洗浴，一般为 3 小时左右。

6. 孕妇的腰骶部及腹部不宜刮痧。

【其他说明】

刮痧操作简便，安全有效，无论对有典型反流症状亦或是以食管外症状为主要表现的患者，都要先刮拭背部第 3 胸椎至第 12 胸椎之间的督脉和足太阳膀胱经，调畅脾胃气机，俾胃气自然顺降以治本。在此基础上根据患者不同的食管外症状点按或按揉相关腧穴以治标。在刮痧过程中，不必强求出痧，应时时询问患者的感受，根据患者的反馈随时调整刮痧的角度、力度及速度，做到角度适当、速度适中、用力深透、重而不板、轻而不浮，以患者能耐受为度。对于婴幼儿患者，可选用蜜芽罐走罐代替刮痧板刮痧。医者也可以指导患者或其家属居家自行刮拭，长期坚持，定能取得良好效果。

第二节　拔罐疗法

拔罐法古称角法，是一种以玻璃罐、竹罐、陶罐等为工具，利用燃烧、抽气、蒸汽等方法造成罐内负压，使罐吸附于体表腧穴或患处的一定部位，导致局部皮肤充血、瘀血，激发机体自身的溶血及创伤修复机制，达到调节脏腑、平衡阴阳、疏通经络、防治疾病的治疗方法。临床上，对于典型反流和以食管外症状为主的胃食管反流病患者，都可以在针刺基础上配合拔罐治疗。

【施术部位】

1. 基础方案

背部的督脉和双侧足太阳膀胱经，从第 3 胸椎至第 12 胸椎之间的区域。

2. 随症配穴

（1）咳嗽：配中府、肺俞、大椎。

（2）哮喘：可配以大椎、定喘、中府。

（3）胸痛：可配以膻中、内关。

（4）睡眠障碍：配膻中、大椎、涌泉。

【选用器具】

罐具（玻璃罐、竹罐、陶罐）、止血钳、打火机、95%的酒精棉球、刮痧油。

【消毒措施】

采用75%的酒精棉球对罐口及施术部位常规消毒。

【实际操作】

患者取俯卧位，充分暴露背部，先吸拔背部督脉和膀胱经区域。常用拔罐操作方法有以下两种。

一种是走罐法。医者立于患者身体的一侧，于背部施术部位均匀涂抹刮痧油，用闪火法将罐内造成负压，即一手握罐体，罐口朝下，将棉球点燃后立即伸入罐内中段摇晃数圈随即退出，迅速将罐口扣于应拔部位。将罐吸住后，双手握住罐体，略用力将罐沿着背段的督脉和双侧膀胱经上下反复推拉，至走罐部位皮肤微红为度。推罐时着力在罐口，用力均匀，防止罐漏气脱落。对于耐受力较弱的患者，可在罐吸住后，医者单手拉罐一次即将罐拔下，重复操作数次，至吸拔部位微红为止。

另一种是留罐法。以闪火法将罐沿督脉背段及双侧的膀胱经自上而下依次吸拔在皮肤上，具体操作时可先在背部痛点及至阳穴处落罐，余下部位依次补齐，操作完成后留罐5分钟。

起罐时，医者一手握住罐体，另一手拇指或示指按压罐口边缘的皮肤，使皮肤与罐口之间产生空隙，空气进入罐内即将罐取下。起罐结束可用75%酒精棉球擦去患者背部残留的刮痧油。

留罐法也可以与走罐法结合，即走罐结束后再用闪火法将罐具主要留置在背部督脉和足太阳膀胱经第3至第12胸椎棘突下区域，再根据患者不同的食管外症状，在相应配穴处留罐。

【治疗疗程】

以上治疗于每次针刺及刮痧后实施，根据患者皮肤对罐印的吸收情况，调整两次拔罐的间隔时间。

【注意事项】

1. 拔罐前要仔细检查罐具，罐口应平整光滑，罐体无裂纹，特别是走罐时因横向用力较大，一定要保证罐具质量。玻璃罐具可以直接观察到吸拔内部的皮肤变化，更适宜于留罐法。

2. 为了避免交叉感染，使用罐具前一定要严格消毒，有条件的科室也可以专人专罐。

3. 在点燃蘸有 95% 的酒精棉球前，要充分捏挤棉球，防止棉球中的乙醇滴落导致烫伤或引发火情。

4. 走罐时应根据患者的病情、体质、反应，调整负压及走罐的快慢轻重，不可蛮力强行推拉，以免导致剧烈疼痛及皮肤破损。

5. 留罐时间不宜过长，以免拔罐处出现水疱。若拔出水疱，轻者可自行吸收，对于较大的水疱应用一次性采血针将其挑破，放出液体后以 75% 的酒精棉球消毒，待其结痂自愈即可。

6. 对于局部皮肤破损、肿物，患有接触性传染病、出血倾向等患者，不宜拔罐治疗。

7. 医者也可以指导患者居家拔罐，采用真空拔罐器，操作简便，安全性高。

【其他说明】

拔罐能加强对背部痛点、至阳穴以及其他随症配穴的刺激，激发患者中焦之气，调节脾胃功能，与刮痧形成由面到点的双重疗效，共同配合针刺减轻患者的反流症状。以咳嗽、哮喘、胸痛、睡眠障碍、咽部疾病为主要食管外症状的患者，因其随症配穴位于胸背部，便于施拔罐疗法，可在针刺和刮痧基础上配合拔罐；而对于以耳部、鼻部疾病等为主要食管外症状的患者，因其随症配穴多位于头面、四肢部，拔罐疗法难以操作，还应以针刺疗法为主，适当配合刮痧板点按 / 按揉，主要在背部督脉及足太阳膀胱经第 3 胸椎至第 12 胸椎棘突下区域拔罐。

第三节　放血疗法

放血疗法又称刺络放血疗法，早在《黄帝内经》中已有记载，是用针具或刀具刺破或划破人体特定的穴位或静脉血管,放出少量血液,有些部位需要借助拔罐吸拔出血,因此也称刺络拔罐放血。临床中多采用刺络拔罐放血疗法,以达到活血化瘀、祛瘀生新的目的,对于典型反流和以食管外症状为主的胃食管反流病患者,都可以在针刺基础上配合放血治疗。

【施术部位】

1. 基础部位

在背部督脉与足太阳膀胱经从第 3 胸椎至第 12 胸椎之间的区域内,通过手指按压探查压痛点,压痛部位可能为督脉经穴、足太阳膀胱经经穴、经外奇穴或者非经穴上。对于此区域没有明显压痛的患者,可以选取督脉的至阳穴。

2. 随症配穴

（1）咳嗽:配大椎、天突。

（2）哮喘:配大椎、中府。

（3）咽喉疾病:配大椎、列缺。

（4）胸痛:配膻中。

（5）睡眠障碍:配大椎、耳尖。

（6）耳部、鼻部、眼部疾病:配耳尖。

【选用器具】

一次性无菌采血针、玻璃罐、止血钳、打火机、75% 酒精棉球、消毒干棉球。

【消毒措施】

用 75% 的酒精棉球对罐口及施术部位常规消毒。

【实际操作】患者取俯卧位,充分暴露背部。医者立于患者身体一侧,先通过手指在背部督脉及膀胱经处按压,探查压痛点,若无明显压痛点,则选取至阳穴。常规消毒后,用一次性采血针在压痛点或至阳穴处迅速点刺 5 ~ 8 次。持针点刺时以拇指和示指捏住采血针下部,露出针尖 2mm 左右,其余三指微屈呈空拳状,快速稍用力将针尖刺入皮下。点刺完成后,立即用闪火法将罐具吸拔于点刺部位,留罐 5 分钟,起罐后用 75% 的酒精棉球和消毒干棉球将皮肤表面残留的血迹擦净。

对于以咳嗽、哮喘、胸痛、睡眠障碍等为主要食管外症状的患者,随症配穴位于前胸和后背,放血操作方法如前。对于以耳部、鼻部、眼部等头面五官为主要食管外症状的患者,多在耳尖点刺放血。具体操作如下:患者取坐位,医者先沿着患者一侧耳郭自下至上搓揉片刻以致耳尖部充血,采用 75% 的酒精棉球于耳尖常规消毒,一手固定患者耳尖处,另一手拇指和示指捏住一次性采血针,露出针尖 2mm 左右,迅速点刺耳尖,随后挤压耳尖部,待出血颜色变浅或黏稠度降低即可。

【治疗疗程】

放血疗法在针刺、刮痧后同拔罐一同实施,每次放血前都应按压探查压痛点,根据患者刺血处伤口的愈合情况及就诊时的主诉,调整两次放血的间隔时间及部位。

【注意事项】

1. 在实施放血治疗前应充分与患者沟通,做好解释工作,消除患者顾虑。

2. 刺血部位必须严格消毒,医者在进行放血操作时需佩戴一次性医用手套,使用一次性采血针,防止交叉感染。

3. 点刺操作要控制进针深度,动作迅速准确,以减轻疼痛。

4. 每次放血部位不宜过多,以 1~3 处为宜。

5. 对于患有出血倾向疾病的患者禁止放血治疗,女性经期可根据实际情况少量放血或不放血。

第四节　耳穴压丸法

耳穴压丸法又称耳穴贴压法、耳穴压籽法或压豆法,是基于经络学说、现代解剖学及全息理论,在耳穴表面贴压小颗粒状药丸、药籽等,以达到调节机体平衡,防治疾病目的的一种方法。典型反流或者以食管外症状为主的反流病患者,都可以配合耳穴治疗,增强刺激,提高疗效。

【施术部位】

1. 基础穴位

耳穴压丸治疗胃食管反流病的基础方由 8 个与脾胃相关耳穴组成,即食道、贲门、胃、十二指肠、脾、腹、胃肠沟和三焦。具体定位参考黄丽春主编的《耳穴诊断学》。

食道：耳轮脚下方中 1/3 处。

贲门：耳轮脚下方外 1/3 处。

胃：耳轮脚消失处周围。

十二指肠：耳轮脚上方的外 1/3 处。

脾：耳甲腔外上方，在耳轮脚消失处与轮屏切迹连线的中点。

腹：腰、骶椎（腰椎：对耳轮上 2/5 处；骶椎：对耳轮上 1/5 处）内侧中点近耳腔缘。

胃肠沟：在耳轮脚的耳背处。

三焦：外耳道孔后下方与对耳屏内侧下 1/2 连线中点。

2. 随症配穴

（1）咳嗽：配喉、气管、支气管、肺。定位如下。

喉：声门（耳屏内侧面最上方）与咽（耳屏内侧面上 1/2 的中点）穴之间。

气管：外耳道口与心穴之间。

支气管：气管与下肺（肺穴下方）连线的中点。

肺：耳甲腔中心凹陷处下方。

（2）哮喘：配喉、气管、平喘。定位如下。

喉：声门（耳屏内侧面最上方）与咽（耳屏内侧面上 1/2 的中点）穴之间。

气管：外耳道口与心穴之间。

平喘：腮腺穴（对耳屏尖端）向外下 0.2cm 处。

（3）胸痛：配胸椎、胸、心。定位如下。

胸椎：对耳轮下 2/5 及 3/5 处。

胸：胸椎穴内侧中点近耳腔缘，与屏上切迹平行。

心：耳甲腔中心凹陷处。

（4）睡眠障碍：配神经衰弱区、神经衰弱点、神门、睡眠深沉穴、皮质下、脑垂体、枕。定位如下。

神经衰弱区：颈椎（对耳轮下 1/5 处）与枕（对耳屏外侧面外下方下缘中点）、顶（枕穴垂直向下 0.15cm 处）两穴之间。

神经衰弱点：在耳垂四区中点。

神门：降压点（三角窝内的外上角）与盆腔穴（对耳轮上下脚分叉处的内缘）连线的中下 1/3 交界处。

睡眠深沉穴：神经衰弱区对侧耳背处。

皮质下：对耳屏内侧面前下方。

脑垂体：对耳屏外上方上缘中点。

枕：对耳屏外侧面外下方下缘中点。

（5）耳部疾病：配耳鸣沟、内耳、颞。定位如下。

耳鸣沟：自屏间切迹外侧目 2 穴至内耳。

内耳：耳垂 6 区中点。

颞：对耳屏外侧下缘的中点。

（6）鼻部疾病：配外鼻、内鼻、鼻咽。定位如下。

外鼻：耳屏外侧面与屏尖（耳屏外侧面上 1/2 隆起平面的中点）、肾上腺（耳屏外侧面下 1/2 隆起平面的中点）呈等边三角形。

内鼻：耳屏内侧面下 1/2 的中点。

鼻咽：在外耳道口与内鼻连线中点。

【选用器具】

耳穴贴、止血钳、75% 酒精棉球、消毒干棉球。

【消毒措施】

采用 75% 酒精棉球对耳部进行常规消毒。

【实际操作】

患者取坐位，暴露耳郭。医者立于患者的一侧，将整个耳郭用 75% 酒精棉球常规消毒，待耳郭干爽后，医者用止血钳夹取耳穴贴稍用力贴压于相应穴位，使患者产生酸胀、疼痛或放射感。在贴压之前，对重要穴位，如食管、贲门、胃、脾等，要先用耳穴探棒点按，发现压痛点，然后于压痛点上贴压耳豆。贴压后嘱患者每天按压 2～3 次，每次持续 1～2 分钟。

【治疗疗程】

耳穴贴压法辅助针刺疗法治疗胃食管反流病，每次贴压时间根据患者皮肤耐受程度及季节进行调整，在夏秋季节可贴压 2～3 日，冬春季节可贴压 4～5 日。患者可根据自身就诊情况，调整两次耳穴压丸的时间，一般以一周进行 2 次为宜。

【注意事项】

1. 耳穴贴压后局部疼痛是正常反应。如果疼痛剧烈难以忍受，或者夜间侧卧时疼痛影响睡眠，则要自行去除耳贴。

2. 部分患者贴压耳豆处有瘙痒感，是对胶布的过敏反应，轻者可缩短贴压时间。过敏反应严重者则自行去除耳贴，不宜再使用本法。

3. 如同晕针一样，有些患者贴压耳穴后也会出现恶心、呕吐、心悸、自汗等现象，治疗时应告知患者，如果贴压治疗过程中出现上述现象，自行去除耳贴症状即会消失。

4. 嘱咐患者按压耳贴应前后垂直用力，切勿捻转及过度用力按压，防止局部皮肤破损、感染，若已出现该情况，应及时取下耳穴贴，对损伤部位进行消毒，防止软骨炎的发生。

5. 对妊娠期患者忌选用子宫、腹、卵巢、内分泌等耳穴作为贴压部位，有习惯性流产史的患者不宜采用耳穴压丸治疗。

6. 耳郭有炎症、肿物、破溃等情况时，不宜采用本法。

耳穴压丸具有操作简便、疗效持久、及时随症更换穴位、调节范围广的优势，既可作为疾病的治疗点，又可根据耳部皮肤色泽、局部形态等辅助诊断疾病，可与其他辅助手段联合使用，增强疗效。

第六章
胃食管反流病的自我调护

许多慢性疾病都需要三分治七分养,胃食管反流病尤其如此。除一些结构性改变外,大多数胃食管反流病的致病因素都可以概括为一个字——伤。日常生活中伤胃的因素很多,举凡饮食、情志、劳役、寒暑等失宜,都可能诱发和加重胃食管反流病。病因是本,疾病是标,医生不但要正确处理好患者当下的疾病,还要仔细分析其发病的原因并予以个性化指导,避免可能导致损伤脾胃的因素,不伤胃就是最好的养胃。李东垣《脾胃论·安养心神调治脾胃论》说:"善治斯疾者,惟在调和脾胃,使心无凝滞,或生欢忻,或逢喜事,或天气暄和,居温和之处,或食滋味,或眼前见欲爱事,则惠然如无病矣,盖胃中元气得舒伸故也。"这些方法同样适合胃食管反流病的预防和治疗。

第一节　调节饮食

胃主受纳水谷,饮食失宜既是损伤脾胃导致反流最常见因素,也是诱发及加重反流的主要原因。明代虞抟《医学正传·嘈杂》说:"《内经》曰胃为水谷之海,无物不受。若夫湿面鱼腥,水果生冷,以及烹饪调和黏滑难化等物,恣食无节,朝伤暮损,而成清痰稠饮,滞于中宫。故谓嘈杂,嗳气,吞酸,痞满,甚则为翻胃,膈噎,即此之由也。"对于胃食管反流病患者而言,即使正常饮食也可能会加重反流,《王旭高临证医案·噎膈反胃门》载两则餐后加重病案:"胃阳虚则水饮停,脾阳虚则谷不化。腹中漉漉,胸胁胀满,纳食辄呕酸水清涎,或嗳腐气";"食下则饱胀,作酸呕吐,病属反胃"。

《素问·上古通天论》提出"饮食有节",这是饮食调摄的总原则。节是《易经》六十四卦象之一,下兑上坎,兑为泽,坎为水。泽有水而流有限,多必溢于泽外,因此要有节度。《易经·颐象》说:"君子以慎言语,节饮食。"薛立斋《内科摘要·脾胃亏损疟疾寒热等症》云"若咽酸或食后口酸,当节饮食",咽酸或食后口酸就是反流的表现。

一般而言,胃食管反流病患者的胃不能受纳,表现为不饥不食,食不知味,甚至拒纳,食入反出。但也有相反的情况,有些患者的食欲可能正常,甚至易饥多食,属于胃强脾弱,"能食不运"或"能食不化"。《景岳全书·杂证谟·饮食》:"今有能食难化,或食后反饱者,乃脾气虚弱,不能腐化水谷也。"《名医类案·湿》记载元代医家罗谦甫治疗的一个病案:"一人年三十余,形色瘦黑,饮食倍进,食后吐酸,食饭干恶难吞,常有结痰注于胸中,不上不下,才劳则头晕眼花,或时鼻衄,粪后去红或黑,午后至晚胸膈烦热,眉心时痛,好睡,醒来口舌干苦,盗汗梦遗,脚冷,手及臀尖生脓疱疮。"临床上前者比较多见,患者也会在饮食方面有所节制,但对于饮食如常甚至更容易饥饿且进食量多的患者,可能意识不到疾病与饮食之间的关系,尤其需要医生详细询问并予以正确指导。

胃食管反流患者的饮食调理,主要包括以下三个方面。

一、有节律

有节律指要定时定点吃饭。一日早、中、晚三餐进食规律是长期形成的饮食习惯,这种相对稳定的进食节律与胃肠道的运动节律是一致的。中医把消化的过程概括为两个部分,一个是胃主受纳,另一个是脾主运化。后者主要与小肠对营养的消化吸收有关。《诸病源候论·脾胃病诸候》云:"脾者,脏也;胃者,腑也。脾胃二气,相为表里。胃为水谷之海,主受盛饮食者也;脾气磨而消之,则能食。"规律进食既能保证胃肠道有充足的时间消化吸收营养,又能使胃肠各部分得到很好休息,纳化有序,是维持身体健康的重要保证。《吕氏春秋·尽数》说"食能以时,身必无灾"。

如果频繁、随意地改变进食时间,就会扰乱胃肠道运动的节律,对胃肠造成伤害，《景岳全书·杂证谟·劳倦内伤》云："饮食内伤之证，凡饥饱失时者，太饥仓廪空虚，必伤胃气；太饱则运化不及，必伤脾气。"由于胃肠运动节律发生了紊乱，许多反流患者一日三餐正常进食的感受可能都不一样，特别是晚餐后很快就卧床休息，更容易加重反流。《王旭高临证医案·噎膈》载："某，叠进温中运湿，腹中呱呱有声，朝食则安，暮食则滞，卧则筋惕肉瞤，时吐酸水。中土阳微，下焦阴浊之气上逆，病属反胃。"

因此胃食管反流病患者一定要有规律的进食，特别是晚餐后两三个小时后再卧床休息，尤其忌讳夜间睡前进食。《医心方·夜食禁》引晋代张湛《养生要集》说："夜食饱讫，不用即眠，脾不转，食不消，令人成百病。"《叶天士晚年方案真本·杂症》也记载了一例睡前饱餐导致胃病的案例："封（泰兴，三十七岁），十年前夜饱凝滞，食闭气物，遂胃脘痛呕吐。"

二、有节制

与有规律进食相比，饮食有节制更复杂些。对于许多胃食管反流患者来说，哪些该吃哪些不该吃，应该吃多少，都是问题。有些患者饮食稍有不慎，即使极少量进食也可能诱发或者加重反流。薛立斋《校注妇人良方·妇人呕吐》载"府庠沈姬文母吞酸呕吐"病案，患者"忽思冬瓜，食如指甲一块，顿发呕吐酸水不止"。他的《女科撮要·经候不调》也有一个类似病案："一妇人饮食每用碗许，稍加，非大便不实，必吞酸嗳腐。"在实际生活中，胃食管反流病患者在饮食节制方面要注意以下几点。

（一）忌饱食

胃之受纳与脾之运化都是有一定限度的，饮食过多则会损伤脾胃。《素问·痹论》说"饮食自倍，肠胃乃伤"，《诸病源候论·脾胃病诸候》说："夫食过受于饱，则脾不能磨消，令气急烦闷，眠卧不安。"明代赵献可《医贯·噎膈论》记载："饮食倍常，尽入于胃矣，但朝食暮吐，暮食朝吐，或一两时而吐，或积至一日一夜，腹中胀闷不可忍而复吐，原物酸臭不化，此已入胃而反出，故曰翻胃。"

临床上，暴饮暴食导致脾胃损伤的反流十分常见。《名医类案·心脾痛》记载江应宿治疗长子呕吐酸水病案："予长子年三十二岁，素饮食无节，性懒于动作。丙戌秋，从予自燕都抵家，舟行饱餐，多昼寝，有时背胀，腹微痛。初冬过苏州，夜赴酒筵筵后脱衣用力，次早遂觉喉口有败卵臭，厌厌成疾，瘦减，日吐酸水，背胀腹痛。一日忽大痛垂死，欲人击打，又炒热盐熨之，稍宽快。顷刻吐紫黑血二碗许，连日不食，食入即吐，痛止即能食，食饱又复痛，诸药不应，递发递愈，六脉弦而搏指。此食伤太阴，脾虚气滞。与香砂橘半枳术丸，灸中脘、夹脐、膏肓，禁饱食，两月而愈。"在这个病案中，既有饮食不规律的情况，如昼寝夜食，又有不节制的情况，如暴饮暴食。

平素饮食量以七八分饱为宜，具体有两种方法。一个是不要等到饥饿再进食，人在饥饿状态下就容易吃多，《养性延命录·食戒篇》说："故养性者，先饥乃食，先渴得饮。恐觉饥乃食，食必多；盛渴乃饮，饮必过。"第二个是不要快速进食，要细嚼慢咽，能增强饱腹感，并且充分咀嚼后的食物也更容易消化，能减轻胃肠的负担。南宋张杲《医说·食忌·饮食忌》云："食不欲急，急则损脾，法当熟嚼令细。"如果进食快，当感觉到饱时实际上已经超过了正常进食量。儿童自我控制能力差，需要家长帮助，如果不加以控制，更容易损伤脾胃。

（二）远寒凉

远寒凉包括避免进食低温食品和性质寒凉食物。正常人体体温在36.5℃左右，进食温度既不能太热，也不能寒凉，要做到温度适中，与体温相适应。《灵枢·师传》说："食饮者，热无灼灼，寒无沧沧，寒温中适，故气将持，乃不至邪僻也。"《医心方·调食》引《养生要集》云："食恒将热，宜人易消，胜于习冷也。"

常见性质比较寒凉食物包括：海鲜产品，如螃蟹、蛤蜊、生蚝；蔬菜，如萝卜、黄瓜、苦瓜、冬瓜、绿豆；大部分水果，如梨、香蕉、西瓜、甜瓜；饮料，如绿茶、苦丁茶、菊花茶等。寒凉食物最容易耗伤脾胃阳气，应尽量少吃，并且应该烹饪加热后食用。一般而言，加热会降低这些食物的寒凉程度，但不会改变它们的性质，如西瓜加热后仍然是寒性的，绿豆煮汤也是性凉的。

在实际生活中，偏好高温或者热性食品是少数，而贪凉饮冷则是多数，对胃肠的伤害也最大。《景岳全书·杂证谟·饮食》云："大都饮食之伤,必因寒物者居多,而温平者次之,热者又次之。"贪食寒凉也是胃食管反流病常见的致病因素之一,方耕霞《倚云轩医话·痰饮论》云:"有胸脘胀痛,呕吐酸苦,时发时止者,为留饮,乃平日喜饮冷浆、冷食,寒伤其胃已不化,反挟木火而化酸苦也。"许多胃食管反流病患者也会因吃寒凉食物加重病情,《种福堂公选良方·续医案》载:"吴(二四),精浊已久,行步无力,食冷口吐酸水,阳气微弱,治在脾肾。"

夏天炎热,许多人都喜欢吃寒凉食物解暑,脾胃也更容易受伤。《素问·四气调神大论》谓"春夏养阳"。养阳是不伤阳气,不伤脾胃阳气就是重要的内容,从饮食方面而言,是要少吃寒凉食物。晋代葛洪《抱朴子·内篇·极言》说"冬不欲极温,夏不欲穷凉",冬天虽寒冷也不要吃太热的食品,夏天虽炎热也不能吃大寒之物。

清代吴仪洛著《本草从新·冰》说明了夏天用冰导致疾病的原因,还记载了宋徽宗贪吃冰冷食物导致脾胃疾病的治疗过程:"藏器曰盛夏食冰,与气候相反,冷热相激,却致诸疾也。《食谱》云:凡夏用冰,止可隐映饮食,令气凉耳,不可食之,虽当时暂快,久乃成疾也。宋徽宗食冰太过,病脾疾,国医不效,召杨介,进大理中丸,上曰:服之屡矣,介曰:疾因食冰,臣请以冰煎此药,是治受病之原也,果愈。"在古代,夏天能用冰镇饮食毕竟只是少数人,现在则不同,冰箱、冰柜的普及使得人造寒凉成为寻常之物,因此远寒凉更有现实意义。夏天也是许多寒凉水果的旺季,特别是西瓜,又称寒瓜、水瓜,冰镇后食用可谓寒上加寒,更要谨慎食用。

《医心方·调食》引《备急千金要方》云"夏热,常饮食暖饮",夏天吃热饮热食,既能通过出汗散热解暑,又不伤脾胃。唐朝人柳公度善于养生,与兵部尚书柳公绰、大书法家柳公权是堂兄弟,据《新唐书·柳公度传》记载:"公度善摄生,年八十余,有强力,尝云吾初无术,但未尝以气海暖冷物、熟生物,不以元气佐喜怒耳。"先天阳气不足者每多谨慎,而阳气有余之人往往恣意而为,日久损伤阳气,变阳盛为阳虚,《景岳全书·杂证谟·寒热》云:"又或素禀阳脏,每多恃强,好食生冷茶水,而变阳为阴者。"

(三) 薄滋味

厚味或称浓味,指酒、肉等辛辣肥甘及五味之浓烈者,与淡味、薄味相对。这些食物或难于消化，或直接刺激胃肠，因此应适可而止，不能偏食偏嗜。《吕氏春秋·尽数》云："凡食无强厚味，无以烈味重酒，是以谓之疾首。"《脾胃论·脾胃虚实传变论》云："至于五味，口嗜而欲食之，必自裁制，勿使过焉，过则伤其正也。"清代吴金寿辑《三家医案合刻》叶天士医案中说"谷少不食，厚味运化最迟"，《叶天士晚年方案真本·杂症》中记载一例食厚腻之品胃脘疼痛的病案："黄六十九岁，凡食腥油浊物，胃脘必痛。老人运行之阳已衰，浊味皆阴凝内痛，必以取气阳药。"

酒与肉是孪生兄弟，喝酒必有肉，又往往饮食倍进，很容易损伤脾胃，也是导致胃食管反流病的常见原因。张景岳在《景岳全书》中记载他父亲因嗜酒导致呕酸的病案。《景岳全书·杂证谟·痰饮》载："先君寿峰公，少壮时，素称善饮，后年及四旬而酒病起，遂得痰饮之疾，多见呕酸胀满，饮食日减，眩晕不支，惊悸恍惚，疟疾等证，相继迭出，百方治痰，弗获寸效。"《种福堂公选良方》载："邹（五三），酒客，食管窄隘，向有脘痛，今多食即反胃，气阻日久，必致瘀凝。食物宜淡薄，以上中二焦宣通气血治。"虞抟《医学正传·吞酸》也指出："酸味宜节厚味，必蔬食自养，则病易安。"

（四）少黏腻及粗食

黏腻及粗食包括糯米、玉米、红薯、土豆、南瓜，以及豆类（如黑豆、黄豆、绿豆）等食物。糯米类食品如汤圆、元宵、粽子等不容易消化，《叶氏医案存真》云："玉蜀黍艰涩难化，中虚禁用。"力钧为光绪诊病的记录《崇陵病案》中就有光绪吃慈禧赏赐粽子后病情加重的例子。《崇陵病案》载光绪三十二年闰四月初二日病案："既而言及皇上病由，因（四月）二十三日出城在宫门前跪迎慈驾，受有暑热。入宫后，皇太后赏食粽子，又兼积滞。太医张仲元、姚宝森等所开药方，不外参、术、归、芪，以及菟丝、枸杞诸补剂，实者转实，壅闭不出。至二十八日，胸膈饱闷，呕吐自汗，颇觉不支。"

光绪原本脾胃虚弱，饮食当以容易消化为宜，忌食黏腻之品，光绪自己也十分清楚，奈何太后赏赐又不得不吃，病情加重是必然的。豆类食物容易使人胀气，《临证指南医案·胃脘痛》云："诸豆皆能闭气，浆凝为腐，宛是呆滞食物。"《临证指南医案·遗精》载有食蚕豆后口味酸浊的病案:"近食蚕豆滞气,腹中微膨,食后口味酸浊。是久卧重着,脾阳运动之机尚少。"

（五）慎粥食

一般认为粥养胃,粥食容易被消化吸收,但如果粥比较稀,里面的水分较多,水性寒凉,也会给胃肠带来负担。《临证指南医案·便闭》云:"据说食粥不化,早食至晚吐出,仍是不变之形。火土不生,不司腐熟,温药一定至理。"《临证指南医案·痢》载有食粥出现吞酸的病案:"询及食粥吞酸,色瘁,脉濡。中焦之阳日愈,水谷之湿不运。"喻嘉言《寓意草》之"与黄我兼世兄书"也强调调理脾胃需要药物治疗与饮食调摄相结合,并且特别提出不宜食粥:"其理脾之法,须药饵与食饮相参,白饭、香蔬、苦茗,变为佳珍,不但滑腻当禁,即粥亦不宜食,以粥饮之结为痰饮易易耳!"粥要熬制浓稠些,材料以大米为佳,不宜用小米和薏米,可以加山药增加健脾的作用,还可以加大枣数枚补益气血,但虚不受补者慎用。

三、慎食复与食禁

在饮食调理上,还应该注意两个问题,一个是食复,另一个是禁食。胃食管反流病患者往往没有食欲,吃东西也没有味道,经过治疗后胃口渐开,食量也有所增加,此时尤其应当注意饮食的调理,要逐渐增加饮食品种及进食量,切不可随意进食,否则会再损脾胃,将更难调治。

《孙文垣医案》之"文贵者明疫漏底发热谵语"病案说:"胃气初回,势必思食,宜谨慎不可多进,若多则余热复作,必成食复,治将费手也。"《种福堂公选良方》载周某的"阳伤便难"就是疾病稍有改善但饮食失宜导致病情加重的案例:"病小愈,即食腥滞黏腻之物,胃阳尚弱,秽浊痞结,中焦不运,阳气不行。大便七八日不更衣,舌自涎涌,鼻觉气秽,清浊混乱,所服之药半系辛寒,不究阳伤,致缠绵逾月。"

有些反流患者饮食稍有不慎症状就会加重,加之看到各种各样的饮食禁忌,吃饭有了负担,甚至畏惧吃饭,代之以各种营养粉和营养液,甚至禁食,这是错误的。人体每时每刻都需要气血,而水谷是气血的唯一来源。因此,对于胃食管反流病患者来说,吃好每一顿饭都是十分必要的。李东垣《脾胃论》在详述服用"补脾胃泻阴火升阳汤"时的饮食宜忌后说："此虽立食禁法，若可食之物，一切禁之，则胃气失所养也，亦当从权而食之，以滋胃也。"叶天士也提出"胃喜为补"的观点，就是选择吃了胃里感觉舒服的食物，《临证指南医案·虚劳》载："钟（二十），少年形色衰夺，见症已属劳怯，生旺之气已少。药难奏功，求医无益，食物自适者，即胃喜为补，扶持后天，冀其久延而已。"

第二节　愉悦情志

饮食之外，不良情绪对脾胃的影响最大。人体情志活动与脏腑功能的关系十分密切。中医将人体情志活动分为怒、喜、思、忧、恐，简称为"五志"，加上悲与惊，合称为"七情"。情志是脏腑功能活动的产物，《素问·阴阳应象大论》说"人有五脏化五气，以生喜怒悲忧恐"。五志分别由五脏所主，具体为心主喜，肝主怒，脾主忧思，肺主悲，肾主惊恐。

正常情况下，人体会对外界的不同刺激产生相应的反应，当喜则喜，当怒则怒。清代费伯雄《医醇賸义·劳伤》云："盖七伤者，七情偏胜之伤也。夫喜、怒、忧、思、悲、恐、惊，人人共有之境，若当喜而喜，当怒而怒，当忧而忧，是即喜、怒、哀、乐发而皆中节也。此天下之至和，尚何伤之有？"若五脏功能失常，情绪则会出现反应太过或不及，并且这种异常的情绪会反过来影响脏腑的功能，形成恶性循环，成为损害人体健康的重要原因。

五志之中，思与脾的关系最密切。脾在志为思，脾气充足则神清气爽，思维敏捷，脾气亏虚则头昏脑涨，思维呆钝。思则气结，过度思虑则会导致气机郁滞不畅，会抑制胃的受纳和脾的运化，表现为食少纳呆，食不知味，脘腹胀满，大便秘结。在七情之中，悲、忧、喜、怒可能是偶发的，暂时的，唯有思最普遍，也持续最久。举凡日常学习和工作都需要思考，如果过度都可能会损伤脾胃。《大方医验大成·臌胀章》说："凡七情所伤，惟思为甚，尤宜戒之。"

除思虑过度外，怒、悲、忧等负性情绪都会损伤脾胃。《景岳全书·杂证谟·郁证》说"若忧郁伤脾而吐酸呕恶者,宜温胃饮,或神香散",指出忧思损伤脾胃,使得脾不升清,胃不降浊,从而导致吞酸、呕吐等症,并说明治疗用药。《王九峰医案·下卷·肝郁》说:"忧思郁怒,最损肝脾,木性条达,不扬则抑,土德敦厚,不运则壅。"

　　古代医书中也有因情志不遂导致的胃食管反流病医案。如薛立斋《内科摘要·脾胃亏损吞酸嗳腐等症》就记载了他的母亲因饭后情志不遂出现呕吐反酸,并进一步发展为胆汁反流的病案:"余母太宜人年六十有五,乙卯春二月,饮食后偶闻外言忤意,呕吐酸水,内热作渴,饮食不进,惟饮冷水,气口脉大无伦,面色青赤。此胃中水热郁火,投之以药,入口即吐。第三日吐酸物,第七日吐酸黄水,十一日吐苦水。"

　　《大方医验大成·脾胃章》也记载有一例情志不舒引起的胃食管反流病医案:"病原起于三年前,皆由乎气,气则便不食,一二日有之,二三日有之,气后乃仍如常饮食。斯时尚未觉其病,未几每卧少顷,忽中气上升而不下,胸前如压石,喘息难制而觉矣。即披衣起坐,其气稍平。家庭不能无气,或食后遇气,或气后遇食,又增胸前作痛,渐下至小腹乃泻,如此者常痛常泻,珍节调理即愈。"在此病案中,"气"指恼怒,是发病的主要原因,卧位时胃气上冲,导致喘息和胸痛,坐位时症状缓解,都符合胃食管反流病的特点。

　　不良情绪是导致胃食管反流病的主要因素之一,胃食管反流病患者也常常因为得不到及时正确治疗而出现焦虑、抑郁等症状,严重影响治疗效果和生活质量,因此保持心情愉悦是治疗和预防胃食管反流病的重要方法。清代李用粹《旧德堂医案·案十八》说"夫脾喜歌乐而恶忧思",叶天士病案中经常说无情之草木不能治有情之病,强调情志调节的重要性,《叶天士晚年方案真本》载:"罗(六十三岁),情怀内起之热,燔燎身中脂液,嘈杂如饥,厌恶食物无味。胃是阳土,以阴为用,津液既穷,五火皆燃,非六气外客之邪,膏、连苦辛寒不可用。必神静安坐,五志自宁,日饵汤药无用。"《江泽之医案·肝胀》记载:"胃痛聚瘕已经有年,每交春季较重,胀痛吐酸,谷食难容。药难霍然,戒怒远烦为要。"

　　在情绪调理方面,特别要注意避免带着情绪吃饭,吃饭不生气,生气不吃饭。《医心方·调食》引《膳夫经》云："凡临食不用大喜大怒，皆变成百病。"《种福堂公选良方》也记载一例恼怒时吃厚味之品导致食物积于胃脘的病案："曹（四六），述去冬因恼怒时食厚味，遂致不饥，嗳气脘痹，食物不下。"

第三节　适度劳逸

　　此处所论之劳逸，特指形体之劳累和安逸。一般将劳分为劳形、劳神与房劳，逸指安逸。劳逸失度都能损伤脾胃。《素问·本病论》说"人饮食劳倦则伤脾"，将饮食与劳倦并列为伤脾的因素。劳倦最能耗伤阳气，《素问·生气通天论》说"阳气者，烦劳则张"，特别是脾阳，这是其伤脾的主要原因。李东垣秉承《黄帝内经》之旨，其在《脾胃论·脾胃胜衰论》中说"劳倦则脾先病，不能为胃行气而后病"，《景岳全书·杂证谟·脾胃》云："盖脾胃之伤于外者，惟劳倦最能伤脾，脾伤则表里相通，而胃受其困者为甚。"

　　《临证指南医案·虚劳》谓"奔走之劳，最伤阳气"，《临证指南医案·噎膈反胃》也说"劳倦饥饱，皆伤胃阳"。《叶天士晚年方案真本·杂症》载有李某劳伤吞酸病案："劳久伤阳，胃痛吞酸，痰多。"

　　与劳倦相反，过于安逸也能使气机呆滞不畅，脾失健运，中焦气机升降失调，胃气上逆而为害。南朝陶弘景《养性延命录·食戒篇》云："饱食即卧生百病，不消成积聚也。"《种福堂公选良方》谢某"疟热伤阴"病案："久卧气机呆钝，食入难消。"《王旭高临证医案·脘腹痛门》载某患者饱食睡卧并服消积破气药物损伤脾胃案例："自咸丰四年秋季，饱食睡卧起病，今已五载。过投消积破气之药，中气伤戕。脘间窒痛，得食则安，不能嗳气，亦不易转矢气，脉迟弦。肝胃不和，阳虚寒聚于中。"

　　避免过度劳逸的同时，也要适度运动。《三国志·魏书·华佗传》载："人体欲得劳动，但不当使极耳，动摇则谷气得消，血脉流通，病不得生。譬如户枢，终不朽也。"说明适度的形体活动，特别是餐后适度运动，不但能促进气血流通，还能促进水谷的消化和吸收。《素问·刺法论》说：

"欲令脾实,气无滞,饱无久坐,食无太酸,无食一切生物,宜以甘淡。"《医心方·调食》引青牛道士言:"食已毕,起行数百步中,益人多也。暮食毕,步行无力乃卧,便无百病。"《养性延命录·食戒篇》云:"养性之道,不欲饱食便卧及终日久坐,皆损寿也。人欲小劳,但莫至疲及强所不能堪胜耳。人食毕,当行步踌躇,有所修为为快也。"胃食管反流病患者往往因为久病气血亏虚,加之中焦气机痞结不通,平素即倦怠乏力,不耐劳动,活动稍有增加就会十分疲惫,因此,要选择适合自己的运动方法和强度,量力而为。

第四节　防寒避暑

脾胃是气血生化之源,《临证指南医案·痢》蒋某痢疾病案云"营卫内应脾胃,气血未得充复"。脾胃虚气血生化不足,则肺无所敷布,卫外不固,很容易感受外邪,叶天士《眉寿堂方案选存》说:"久虚之体,客气易于乘袭。"胃食管反流病是慢性疾病,脾胃虚弱是基本病机,气血虚卫外不固,很容易感受外邪,患者感受邪气一般具有以下特点。

第一,外邪通常是指四时不正之气,但对于许多胃食管反流病患者而言,由于气血不足,卫外能力极低,对寒暑的适应能力差,既不耐凉也不耐热,正常的风雨寒暑都难以耐受,在节气交替之际更加明显。《叶氏医案存真》枫桥某十八岁患者,就是感受时令之气诱发胃食管反流病的案例:"春正月,寒威未去,吸受寒气,先伤胸膈胃脘之阳。食已,嗳噫陈腐酸浊之气,是清阳不为转旋。忌进黏腥厚味,暂用蔬食数日。"

第二,感冒缠绵难愈,特别是平素就以咽喉、气管、肺及鼻等呼吸系统为主的胃食管反流病,感受邪气后会缠绵难愈,与正常体质感冒数天就可以痊愈形成鲜明对比。曹存心《曹仁伯医案·哮喘》记载:"杨(安徽),哮喘时发,发则胸闷咳逆,卧难着枕,病之常也。惟所出之痰,或带红色,口中之味,亦作气秽,肩背酸痛,脉形小数。肺胃两经,必有伏热在里,蒸开毛窍,容易招风,最为累事。现在哮止二日,吐出之痰,黏而且黄,尚从咳出,不能不以清法。"该病案"容易招风"是病因,口气秽浊是胃气上逆的表现，"卧难着枕"则是反流性哮喘的发作特点之一。

第三，感受外邪会诱发或加重胃食管反流病。胃食管反流病患者因卫气虚容易感冒，服解表祛邪药物又可能伤及胃气，导致感冒与反流并作，内伤叠加外感，加之用药不当，缠绵难愈，胃气更伤。《景岳全书·杂证谟·吞酸》云："凡肌表暴受风寒，则多有为吞酸者，此其由息而入，则脏气通于鼻，由经而入，则脏俞系于背，故凡寒气一入，则胃中阳和之气被抑不舒，所以滞浊随见，而即刻见酸，此明系寒邪犯胃也。"

因此，对于胃食管反流病患者，与常人相比更应该注意天气的变化，要随着气温变化增减衣物，夏天炎热要避免受凉，冬春和秋冬季节气温变化幅度大，也要防止感寒受凉。

第五节　慎服药物

现阶段胃食管反流病的治疗，无论西医还是中医，都是以药物为主。迄今为止，西医尚没有一种从根本上解决胃食管反流病的药物。中药治疗也存在一定的问题，药物直走胃肠，即使用药正确，长期服用也存在对胃肠造成损伤的风险。《临证指南医案·木乘土》谓"多药伤胃"，《临证指南医案·产后》谓"药先入胃，既不中病，先戕胃口，致令饮食废矣"。依据《清宫医案集成》整理出的光绪帝病案，光绪自幼孱弱，长期连续请脉服药，致脾胃非常虚弱，在光绪三十四年八月初八日的病案中，太医们就认为："惟药主补偏救弊，久服多服不免有伤中气，以致食少运迟，胸脘胀满。"

胃食管反流病的病本在胃，脾胃气虚是基本病机，服用药物时要坚持以下三个原则。

一、避免乱用药

《临证指南医案·咳嗽》的王某咳嗽病案："乱药杂投，胃口先伤。已经减食便溏，何暇纷纷治嗽。急急照顾身体，久病宜调寝食。"胃食管反流病的症状表现复杂，病机上往往虚实夹杂、寒热错杂，标本难辨，特别是以食管外症状为主的患者,存在错误用药的问题。

伤胃的药物中以苦寒为最,乱用的情况也最普遍。《景岳全书·杂证谟·脾胃》谓:"脾胃属土,惟火能生,故其本性则常恶寒而喜暖,使非真有火邪,则寒凉之物最宜慎用,实所以防其微也。若待受伤,救之能无晚乎?……奈何今之医家习矣不察,初不知元气胃气为何物,动辄只知攻病,开口便云有火,以致败人胃气,绝人谷气者,不可胜纪。殊不知病之与命,孰为重轻?正之与邪,孰为缓急?"叶天士也反复强调苦寒伤胃,《临证指南医案·肿胀》说"苦寒败胃",《临证指南医案·遗精》也说"若再苦寒泻火,胃伤废食,坐以待困矣"。

胃食管反流病的反酸、烧心,以及许多以食管外症状为主的病症,如咽干、咽痛、咳嗽、发热、口苦、口疮、牙龈肿痛、耳流脓等,都很容易被误认为是热性病症。古代医案中就有一些误服寒凉药物导致或加重反流的病案。薛立斋《校注妇人良方·疮疡门》载:"一妇人患此嗳气,用降火清胃,食少吞酸,胸痞闷;用利气消导,吐痰气促,饮食日少;用清热化痰,大便坚涩,内热身瘦。余曰:吞酸嗳气,脾胃气虚也;胸痞痰喘,脾肺气虚也;大便坚涩,内热日瘦,脾肺血虚也。遂以补中益气加炒黑吴茱萸三分,数剂,佐以六味丸,诸症顿退,乃用归脾汤、逍遥散,间服而愈。"《临证指南医案·肿胀》也记载一例苦寒伤胃阳的案例:"陈(四四),苦寒多用,胃阳久伤,右胁痛,呕酸浊,皆浊阴上干,用辛甘温中补虚,痛减。"

临床上还有一些胃食管反流病患者,先后天都不足,虚则补之是正治,但却存在虚不受补的问题,这些人平素饮食劳役或寒温失宜就容易上火,稍加温热药物,就会诱发或加重上焦浮火,而用苦寒清热又败胃伤肾,治标而害本,导致中、下焦更虚,所以愈清下愈虚,而浮火愈盛。

二、必须服药的时候要以不伤胃气为原则

张仲景提出"阳明病胃家实"的观点,并创立三承气汤,因而后世医家多从实证热证讨论阳明病,殊不知医圣也有"胃中虚冷"之语。《伤寒论》第194条云"阳明病,不能食,攻其热必哕。所以然者,胃中虚冷故也,以其人本虚,故攻其热必哕",不能食是因为胃中虚冷,病本为虚,如

果以寒凉药物攻其标热，必然更伤胃气，所以会出现恶心呕吐。

胃气不但是人体气血生化的根本，也是保证药力发挥作用的前提，因此临证要时时顾护胃气，以保胃气为先，明代医家张景岳对此有非常深刻的认识。《景岳全书·杂证谟·饮食》云："凡欲治病，必须先籍胃气以为行药之主，若胃气实者，攻之则去，而疾常易愈，此以胃气强而药力易行也。胃气虚者，攻亦不去，此非药不去病也，以胃虚本弱，攻之则益弱，而药力愈不能行也。若久攻之，非惟药不能行，必致元气愈伤，病必愈甚，尽去其能，必于死矣。"《景岳全书·杂证谟·脾胃》也说："至若胃司受纳，脾主运化，若能纳而不化，此脾虚之兆易见。若既不能纳，又不能运，此脾胃之气俱已大亏，即速用十全大补、六味回阳等剂，尤恐不及，而尚欲以楂、苓、枳、术之类，冀为脾胃之永赖乎？是以脾胃受伤，但使能去伤脾者，即俱是脾胃之药。此中理奥机圆，姑举此以见其概，而随宜应变，诚有非言能尽悉者。且诸药入口，必先入胃而后行及诸经，若妄用相妨相碍等物，亦岂有既入其腑，能不先犯脾胃，而竟走他脏者乎？"

胃食管反流病的基本病机是胃气上逆，有些患者能纳不化，更多患者不但不能受纳，而且还是拒纳，因此使用药物时更应该非常谨慎，避免进一步损伤胃气。在诸多药物中，唯甘凉、甘寒之品能养胃而不伤胃。《临证指南医案·咳嗽》谓："先以甘凉，令其胃喜。"《临证指南医案·痹》对"阳明中虚"之人，"治以甘寒，寒可去热，甘味不伤胃也。"《种福堂公选良方·续医案》也说"甘寒润剂，不致伤胃"。从临床实际看，叶天士创立的甘寒养胃阴法最适合胃食管反流病的治疗。

三、尽量少用药或者不用药

胃食管反流病患者往往病情反复，缠绵难愈，需要持续服药，但长期特别是大量服药会给胃肠带来较大负担。黄元御《素灵微蕴·脾胃解》说："以肠胃柔脆，不堪毒药，少服便效，未宜多用也。"

《景岳全书·杂证谟·呕吐》载："凡治胃虚呕吐，最须详审气味。……盖气虚者，最畏不堪之气，此不但腥臊耗散之气不能受，即微香微郁，并饮食之气亦不能受，而其他可知矣。胃弱者，最畏不堪之味，此非惟至苦极劣之味不能受，即微咸微苦并五谷正味亦不能受，而其他可知矣。"

从病机上讲,胃虚呕吐与胃食管反流病都是胃气上逆,拒不受纳,是共同现象,对食物之味尚且如此,药物之味更难承受。因此在治疗时药味宜少,药量宜轻,缓缓图之,《叶天士晚年方案真本·杂症》说"善药不计骤功"。

现在临床采用中药治疗胃食管反流病,多采用汤剂,每次服用量为200ml左右,对胃肠就是很大的负担。《名医类案·疟》载汪石山言"胃虚非汤药所宜",而以丸药治之,取丸者缓也之意。实际应用上,可以借鉴李东垣的用药经验,即将药打成粗末,注意不要碾细,细末不宜煎服,每次煎服数钱。此与现在一剂药动辄以斤计算形成鲜明对比。据《岳美中医案》"玉屏风散治疗表虚自汗证"病案记载,他回忆在初学医时,读李东垣《脾胃论》,见好多方剂下都标明"为粗末,每服三四钱",心窃非之,认为这样小的量能起到治疗作用吗?所以每次使用东垣方剂时,都自以为是地把散剂擅改作汤剂用,药量之大,超出原方数倍。这样用在疗效上固无多大体会,直到使用玉屏风散原方后,才知道以前对东垣制方用量的认识不仅不够,而且是错误的。脾胃的慢性病,是逐渐积累而形成的,损害了脾胃的生理功能,病程既久,不是一朝一夕服几剂大量汤药所能医治过来的,需要小剂量持续服用,使得身体功能由量变到质变,才会取得满意效果。

叶天士的病案中也有类似的案例。如《临证指南医案·痢》矫氏病案:"谷不能咽,焉能承受汤药?药味气劣,胃衰必恶,久痢久泻,务在能食,古人非醒脾胃,即安肾摄纳。再询粉浆下咽,或呛或噎。议以上脘宜通其清阳,下焦当固摄其滑脱。仿古方中参苓白术散末,当以米饮日服二次,间以不腻滑之物食些少勿多,以示胃之所喜为补,必得胃气渐醒,方有转危为安。"

多数胃食管反流病患者病本脾胃虚弱,胃不能受纳,脾不能运化,在治疗时要摒弃依赖药物治疗的观念。唐代孙思邈《备急千金要方·食治》云:"夫为医者,当须先洞晓病源,知其所犯,以食治之,食疗不愈,然后命药。"《名医类案·内伤》载罗谦甫病案说:"《内经》曰:治病以平为期。邪气既去,强之以药,变证随起,不若以饮食调养,待其真气来复,此不药而药、不治而治之理存焉。"《临证指南医案·痹》载刘氏痹证病案也说:"经云:大毒治病,十去其五。当此只宜爱护身体,勿劳情志,便是全功之道。愚人必曰以药除根，不知天地之气有胜有复，人身亦然。谷食养生，可御一生；药饵偏盛，岂可久服？"这些医家都强调饮食、情志等调摄对调治疾病的重要性，同样适用于胃食管反流病。此外，可以使用针刺、艾灸、刮痧、拔罐、放血等非药物疗法，通过刺激激活人体内所固有的治病力量，达到治疗目的。这些方法不但不伤胃肠，还具有双向良性调节作用，值得提倡。

主要参考书目

1. 山东中医学院，河北医学院 . 黄帝内经素问校释（上、下册）[M]. 北京：人民卫生出版社，1982.

2. 河北医学院 . 灵枢经校释 [M]. 北京：人民卫生出版社，1982.

3. 巢元方 . 诸病源候论 [M]. 宋白杨，校注，北京：中国医药科技出版社，2011.

4. 孙思邈 . 千金方 [M]. 成都：四川大学出版社，2014.

5. 丹波康赖 . 医心方 [M]. 高文柱，校注 . 北京：华夏出版社，2011.

6. 刘完素 . 素问玄机原病式 [M]. 丁侃，校注 . 北京：中国医药科技出版社，2019.

7. 张年顺 . 李东垣医学全书 [M].2 版 . 北京：中国中医药出版社，2015.

8. 朱震亨 . 丹溪心法 [M]. 王英，竹剑平，江凌圳，整理 . 北京：人民卫生出版社，2005.

9. 张杲 . 医说 [M]. 王旭光，张宏，校注 . 北京：中国中医药出版社，2009.

10. 戴原礼 . 秘传证治要诀及类方 [M]. 沈凤阁，点校 . 北京：人民卫生出版社，2006.

11. 高尔鑫 . 汪石山医学全书 [M]. 北京：中国中医药出版社，2015.

12. 盛维忠 . 薛立斋医学全书 [M].2 版 . 北京：中国中医药出版社，2015.

13. 江瓘 . 名医类案 [M]. 苏礼，等，整理 . 北京：人民卫生出版社，2005.

14. 周之干 . 慎斋遗书 [M]. 熊俊，校注 . 北京：中国中医药出版社，2016.

15. 方隅 . 医林绳墨 [M]. 刘时觉，校注 . 北京：中国中医药出版社，2015.

16. 孙一奎 . 孙文垣医案 [M].2 版 . 杨洁，校注 . 北京：中国医药科技出版社，2019.

17. 秦景明 . 症因脉治 [M]. 秦皇士，补辑 . 郭霞珍，等，整理 . 北京：人民卫生出版社，2006.

18. 秦昌遇. 大方医验大成 [M]. 史圣华, 莫日根, 点校. 北京: 学苑出版社, 2016.

19. 张介宾. 景岳全书 (上、下册)[M]. 李继明, 等, 整理. 北京: 人民卫生出版社, 2017.

20. 北山友松. 北山医案 [M]. 伍悦, 林霖, 校注. 北京: 学苑出版社, 2008.

21. 叶天士. 叶天士医案大全 [M]. 北京: 中医古籍出版社, 2017.

22. 黄元御. 黄元御医书全集 (上、中、下册)[M]. 北京: 中医古籍出版社, 2016.

23. 魏之琇. 续名医类案 [M]. 北京: 人民卫生出版社, 1957.

24. 王九峰. 王九峰医案 [M].2 版. 北京: 中国中医药出版社, 2006.

25. 李刘坤. 吴鞠通医学全书 [M].2 版. 北京: 中国中医药出版社, 2015.

26. 曹存心. 曹存心医学全书 [M]. 褚玄仁, 辑注. 李顺保, 审订. 北京: 学苑出版社, 2006.

27. 王泰林. 王旭高临证医案 [M]. 王宏利, 校注. 北京: 中国医药科技出版社, 2012.

28. 王孟英. 王孟英医案 [M]. 焦振廉, 等, 校注. 上海: 上海浦江教育出版社, 2013.

29. 薛宝田. 北行日记 [M]. 张如青, 陈娟娟, 校注. 北京: 中国中医药出版社, 2015

30. 马文植. 纪恩录 [M]. 张如青, 陈娟娟, 校注. 北京: 中国中医药出版社, 2015.

31. 方耕霞. 倚云轩医案医话医论 [M]. 李鸿涛, 等, 点校. 北京: 学苑出版社, 2015.

32. 张乃修. 张聿青医案 [M]. 苏礼, 等, 整理. 北京: 人民卫生出版社, 2006.

33. 力钧. 崇陵病案 [M]. 王宗欣, 雷湘平, 点校. 北京: 学苑出版社, 2015.

34. 中国中医研究院. 岳美中医案集 [M]. 北京: 人民卫生出版社, 2005.

35. 代田文志. 针灸真髓 [M]. 承淡安, 承为奋, 译. 南京: 江苏人民出版社, 1958.

36. 代田文志. 针灸临床治疗学 [M]. 胡武光, 编译. 北京: 人民卫生出版社, 1957.

37. 陈可冀. 清宫医案集成 (上册)[M]. 北京: 科学出版社, 2009.

38. 黄丽春. 耳穴诊断学 [M]. 北京: 科学技术文献出版社, 2004.